MARTINA LIEL

ENDOMETRIOSE UND PSYCHE

Ursachen, Auswirkungen und Bewältigungsstrategien

KOMPLETTMEDIA

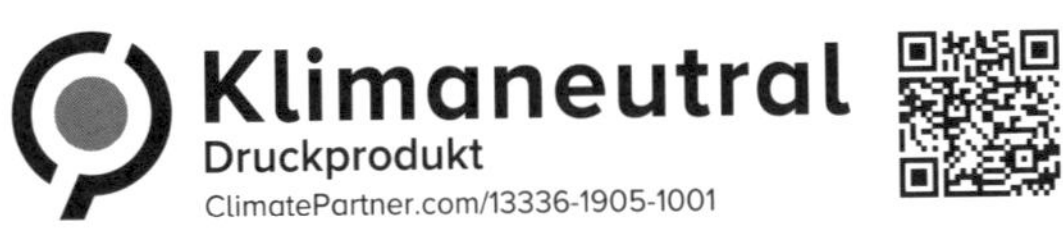

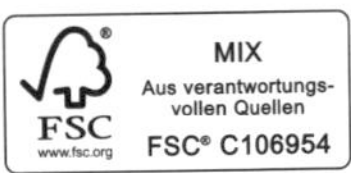

Bildnachweis:
S. 172/173: STT studio, Sophia Tzioutzias, München

Originalausgabe
2. Auflage 2023
Verlag Komplett-Media GmbH
2021, München
www komplett-media de
ISBN: 978-3-8312-0590-5
Auch als E-Book erhältlich

Aus Gründen der besseren Lesbarkeit wird bei Personenbezeichnungen und personenbezogenen Hauptwörtern in diesem Buch die männliche Form verwendet. Entsprechende Begriffe gelten im Sinne der Gleichbehandlung grundsätzlich für alle Geschlechter. Die verkürzte Sprachform hat nur redaktionelle Gründe und beinhaltet keine Wertung.

Lektorat: Redaktionsbüro Diana Napolitano, Augsburg
Korrektorat: Katharina Theml, Wiesbaden
Umschlaggestaltung: Favorit Büro, München
Layout und Satz: Buch-Werkstatt GmbH, Bad Aibling
Druck & Bindung: Druck Styria GmbH & Co KG
Gedruckt in der EU

Martina Liel

Endometriose und Psyche

Für Yadi

»Wenn eine Erkrankung jeden Bereich des Lebens betrifft, muss auch die Heilung über jeden Bereich des Lebens gehen.«

Dr. Iris K. Orbuch

Inhalt

VORWORT

»Wollen Sie es wissen, oder wollen Sie sich zurückfallen lassen?« – »Ich will es wissen! Ich habe ein Recht darauf zu wissen, was mit mir los ist!«

Als ich damals diese Worte zu meinem Psychologen gesagt hatte, ahnte ich noch nicht, dass ich dabei war, nach Jahrzehnten in Dunkelheit an die Oberfläche zu steigen und endlich zu atmen. Ich wurde in den letzten Jahren so oft gefragt, was ich getan habe, dass es mir wieder gut geht und ich kaum noch Endometriose-Schmerzen habe. Da die Antwort nicht in einen Satz zu packen ist, schreibe ich dieses Buch.

Ich kann gar nicht genug betonen, dass Endometriose keine psychische oder gar eine eingebildete Erkrankung ist. Der Schmerz ist real, ihm liegen wenig entzückende körperliche Prozesse zugrunde. Und doch werden die Stimmen lauter, die Psyche in der Endometriose-Versorgung nicht zu vernachlässigen – und das aus gutem Grund. In »Endometriose und Psyche« möchte ich die Beziehung zwischen körperlicher und seelischer Gesundheit bei Endometriose-Betroffenen beleuchten. Zudem möchte ich zeigen, was man zum oftmals unterschätzten Zusammenhang zwischen Trauma und Endometriose bisher sagen kann und warum manche Mediziner der Meinung sind, dass Traumatherapie immer in die Endometriose-Behandlung aufgenommen werden sollte – unabhängig davon, ob ein Kindheitstrauma vorliegt oder nicht.

Es geht mir darum, den Blick auf die Endometriose zu erweitern. Die Erkrankung erfasst nicht nur unseren Körper, sondern trifft uns in unserer Ganzheit. Ich möchte zeigen, wie sehr die Vernachlässigung unserer psychischen und emotionalen Bedürfnisse zur Krankheit beitragen, und was wir selbst in diesem Bereich für uns tun können, um unsere Gesundheit positiv zu beeinflussen. Dabei erhebe ich nicht den Anspruch auf Vollständigkeit. Seht es als Inspiration!

Ich bin mir darüber bewusst, dass ich mich mit der Darstellung meines eigenen Seelenleidens angreifbar mache. Wenn ich damit den Leidensweg einer Endoschwester verkürzen kann, wird es sich gelohnt haben. Manche Dinge erlebt man, um ihnen einen Sinn zu geben. Ich selbst konnte erst mit dem Aufdecken meines eigenen Traumas anfangen, Konsequenzen zu ziehen und zu heilen. Es hat mir geholfen, mich von toxischen Beziehungen zu trennen, meinen Lebenstraum zu verwirklichen und nach Schottland auszuwandern. An dieser Stelle möchte ich eine Triggerwarnung aussprechen, denn es werden emotional schwierige Themen angesprochen.

2017 erschien mein Buch »Nicht ohne meine Wärmflasche – Leben mit Endometriose«. Hier gebe ich aus Sicht der Betroffenen eine erste Orientierung für die Zeit nach der Diagnose und einen Überblick über Krankheit, Diagnostik, schulmedizinische und alternativmedizinische Methoden sowie Themen der Selbsthilfe. Ich bin froh und dankbar für die vielen, positiven Rückmeldungen auf mein erstes Buch. Vor allem bin ich dankbar für die Anregungen, in welchen Bereichen noch Aufklärungsbedarf gesehen wird. In »Endometriose und Psyche« mache ich dies ebenfalls und gehe auf die gewünschten Themen ein.

Die Endometriose ist eine unter Experten umstrittene Erkrankung. Ich möchte betonen, dass die jeweiligen Personen, die ich interviewt habe, nicht zwingend mit allen von mir angebrachten Zitaten und Darstellungen der Endometriose konform gehen müssen. Experten-Interviews sollten immer als unabhängig betrachtet werden.

Für ihre wertvolle Unterstützung danke ich sehr (in alphabetischer Reihenfolge): Herrn Dr. Balint Balogh, Frau Dr. Stephanie Dittmar, meiner

Schwester Melanie Hartmann, Tobias Hopfner, Tonia Kanitz, Rabea Kieß, Frau Dr. Alexandra Kohl-Schwartz, Nina Svenja Lehmann, Kamila Lichtenhagen, Katja Materne, Shirley Reynolds, Gayatri Schriefer, Jahanavi Schriefer, Johanna Netzl, Eva Sturm.

Mein Buch ersetzt nicht den Rat von Medizinern oder Psychologen. Ich bin nur eine Patientin mit schrecklich vielen Fragen. Sollten Fragestellungen oder Probleme auftreten, wende dich bitte an Ärzte oder Psychologen.

Zur Endometriose fehlen groß angelegte Studien. Prozentangaben sind also eher mit Vorsicht zu genießen und geben lediglich Tendenzen wieder. Ich habe mich um Richtigkeit und Aktualität der Aussagen bemüht, bin dabei aber von den jeweiligen Quellen abhängig und kann keine Gewähr dafür übernehmen, vor allem weil sich bei den Erkenntnissen um die Endometriose ständig etwas ändert.

Bücher und Menschen, die entgeltliche Dienstleistungen anbieten, erwähne ich in diesem Buch völlig freiwillig, ich glaube, man nennt es »unbezahlte Werbung«.

Alles in allem hoffe ich, einen Denkanstoß geben zu können. So wie meine eigene Reise mit einem Denkanstoß begonnen hat ...

PROLOG: DER DENKANSTOSS

»Rezidiv?!« – Ich saß vor der Chefärztin einer Frauenklinik, ebenso zerwühlt wie das Taschentuch, an dem ich zupfte. Die Endometriose war also wieder zurück. Grundsätzlich bin ich kein unhöflicher Mensch, aber auf meiner Seite war wenig Wiedersehensfreude.

»Sie sollten sich in einem Endometriose-Zentrum beraten lassen.« Ja, das sollte ich. Nach 25 Jahren mit heftigsten Schmerzen, Not-OPs, subaufmerksamen Ärzten und ständigem Rechtfertigen vor Familie, Partner, Ämtern, Freunden und Kollegen, gekrönt von Nebenwirkungen der Hormonpräparate sowie Rumdümpeln in unfreiwilliger geringfügiger Beschäftigung war ich leider nur eins: Völlig resigniert!

Da brach es aus mir heraus: Unter lang zurückgehaltenen Tränen erzählte ich, wie die Schmerzen im Alter von 15 mit Einnahme der Pille angefangen hatten. Wie ich von Ärzteseite nie ernst genommen worden war. Wie man 13 Jahre später fast vier Kilo aus meinem Bauch herausgeholt hatte – Endometriose-Zysten am Bauchfell, Teile der Eierstöcke, einen Eileiter, 30 Zentimeter Enddarm, Endometriose am Harnleiter, daneben ein Myom und jede Menge freier Flüssigkeit. Ja, es sei ein Wunder, dass von mir überhaupt noch etwas übrig sei. Ich erzählte von Not-OPs wegen Darmverschlüssen,

Fatigue, Schwindelgefühl, Brain Fog, Migräne, übermäßigem Harndrang, Verstopfung, schmerzhaften Darmbewegungen, Neurodermitis, Allergien, Histaminunverträglichkeit und Unterzuckerungserscheinungen.

Eher beiläufig erwähnte ich, nur einmal in der ganzen Zeit Ruhe gehabt zu haben: Im Alter von 25 hatte ich zwei Semester in Schottland studiert. Dort stellte ich zu meinem Erstaunen fest, monatlich einfach nur zu menstruieren. Mit einer Packung Binden in der Hand stand ich im Badezimmer der Studenten-WG und dachte: »Moment mal: Wieso stehe ich aufrecht? Wo sind die Schmerzen?« Das ganze Jahr über ging es mir so gut wie noch nie. Ich hätte schottische Pinien ausreißen können – ohne Medikamente und trotz frittierter Mars-Riegel, Zigaretten sowie Dauerstress durch Uni und zwei Nebenjobs (nicht zum Nachahmen geeignet!). Ein halbes Jahr, nachdem ich nach Deutschland zurückgekehrt war, kauerte ich wieder in Embryohaltung auf der Couch. Die Endo explodierte förmlich, und mit der ersten Not-OP erhielt ich dann die Diagnose.

Die Ärztin hörte mir aufmerksam zu. Schließlich beugte Sie sich zu mir vor und sagte eindringlich: »Hören Sie, ich bin jederzeit für Sie da. Wenn Sie irgendwelche Fragen haben, können Sie mir gern eine E-Mail schreiben. Aber tun Sie mir einen Gefallen: Gehen Sie zu einem Psychologen, und finden Sie heraus, warum Sie sich nur weit weg von Familie und Heimat gut fühlen konnten!«

Okay. Was meinte sie denn jetzt? Was hatten Familie und Heimat damit zu tun? Wieso sollte ich einen Psychologen aufsuchen? Wollte sie mir etwa unterstellen, dass ich mir trotz der Diagnose die Schmerzen eingebildet hatte? Wenn so ein Geschwür auf den Ischias drückt, dann hat das doch nichts mit einem empfindsamen Gemüt zu tun! Nachdenklich fuhr ich nach Hause. Das war im Juni 2013. Seitdem hat sich alles verändert.

ENDOMETRIOSE – DAS UNBEGREIFLICHE

Man muss es mal aussprechen: Niemand weiß genau, was Endometriose ist. Auch nicht die Experten. Sie versuchen, die Erkrankung so gut wie möglich zu umschreiben. Es gibt einen Haufen Theorien und Vermutungen, aufgrund derer wir bis heute behandelt werden. Noch sind die Ursachen unbekannt, und die Definition der Endometriose ändert sich wie die Wettervorhersage. Unter den Ärzten haben sich mittlerweile verschiedene Lager herausgebildet, manch einer spricht sogar von verschiedenen »Glaubensrichtungen«.

Endometrio-Zen

Über Endometriose nachzudenken und sie begreifen zu wollen, ist wie ein buddhistisches Rätsel lösen zu müssen. *Koan* werden diese Denkspiele genannt. Dabei handelt es sich um unlösbare Fragen, die buddhistische Zen-Meister ihren Schülern stellen. Diese Fragen sind nicht durch Denken zu beantworten. Trotzdem lohnt es sich, ihnen auf den Grund zu gehen. Wenn

Denken nicht hilft, erschließt sich einem die Wirklichkeit über das Erfahren. So findet man dann die Antwort.

Koans können beispielsweise sein: »Was ist das Andere?«, »Was ist das Bewusstsein?« oder »Wer bin ICH?«. Die Antwort kommt plötzlich, sie kommt aus dem Hier und Jetzt und aus dem Selbst heraus. So macht sie meist auch nur für einen selbst Sinn. Doch es ist der Zen-Meister, der am Ende bestimmt, ob die Antwort richtig ist.

Wie es aussieht, sind die Zen-Meister der Endometriose auf ihrem Weg zur Erleuchtung an einem Karma-Knoten hängen geblieben … 2018 eröffnet ein schottischer Experte seine Präsentation in Edinburgh mit der Anmerkung: »Seit 30 Jahren forschen wir an der Endometriose. In der Zeit hat sich nicht wirklich viel getan. Man probiert immer noch mit den gleichen Wirkstoffgruppen herum.«

Als Patientin hat man diese Geduld nicht und möchte zu gern sagen: »Geh mal zur Seite, ich guck mal eben drauf!« Schon watet man an einem Sonntagmorgen in Puschen und völliger Selbstüberschätzung knietief durch ausgedruckte Forschungsartikel. Nach dem Lesen ist man zwar schlauer, aber nicht gesünder. Fünf Operationen und zehn Hormonpräparate später verzichtet man auf alles, was schmeckt, lutscht an Heilkräutern aus Geschäften, in denen man einen Gremlin käuflich erwerben könnte, und lässt sich Nadeln in Körperstellen stechen, von denen man nicht mal wusste, dass sie existieren. Wenn's auch nicht schadet und seine Berechtigung hat – die Resultate sind im Individualfall ebenso wenig vorauszusagen wie die Lottozahlen. Denn wie der US-amerikanische Endometriose-Experte Dr. Andrew Cook (Instagram: @vitalhealthendometriosis) es formuliert, nützen diese Dinge wenig, solange man noch die »Handbremse angezogen hat«. Was diese Handbremse ist, werden wir hier gemeinsam herausfinden.

Das Koan beantworten

In Anbetracht dessen, was ich mit der Endo alles durchgemacht habe, geht es mir heute richtig prima. Schmerzen habe ich kaum noch, über die letzten sechs Jahre kann ich es an einer Hand abzählen. In diesen Fällen waren sie nur leicht, oder heftig aber ganz kurz, und dann vor dem Hintergrund eines Phänomens, zu dem ich später noch kommen werde. Mir geht es gut, obwohl die Rezidive, die man 2013 bei mir diagnostiziert hatte, nie entfernt wurden. Nach einem langen Leidensweg kann ich heute so extravagante Dinge tun wie einer Vollzeitbeschäftigung nachgehen oder Staubsaugen, ohne danach eine Verabredung absagen zu müssen. In dem Sinne würde ich mich als »trockene« Endometriose-Patientin bezeichnen.

Jetzt, wo das alles durch das Ausbleiben von Schmerzen und Depressionen wieder fluppt, ist mir noch mal bewusst geworden, wie sehr die Endo mich über die Jahre eingeschränkt hatte. Ich kann eigentlich jetzt erst – mit Mitte 40! – so etwas wie ein »normales« Leben beginnen. Ich bin jetzt »jünger« als mit 28. Herrje, ich bin Benjamin Button!

Nach 20 Jahren habe ich mein persönliches Koan für mich beantwortet. Es lautet:

»Warum war ich in dem Jahr in Schottland symptomfrei?«

Daraus entwickelte sich zwangsläufig ein weiteres Koan. Ironischerweise hatte ich mir dies rein zufällig beantwortet, ohne mir all dieser Dinge zu diesem Zeitpunkt bewusst zu sein:

»Was auch immer zur Symptomfreiheit geführt hatte – kann ich es anwenden, damit es mir weiterhin besser geht?«

So viel kann ich schon mal verraten: Vieles deutet darauf hin, dass meine Symptomfreiheit in Schottland alles andere als Zufall war. Dies untermauern keine Zen-Meister, sondern Ärzte und Forscher, die sich seit Jahrzehnten mit chronischen Krankheiten beschäftigen und für einen Wandel in der Wissenschaftswelt stehen, Körper und Psyche nicht mehr als getrennt voneinander zu betrachten. Wichtige Vertreter der sogenannten Body-Mind-Connection sind etwa Mediziner wie Bessel van der Kolk mit seinem Buch »Verkörperter Schrecken«, Gabor Maté, Autor des Buches

»Wenn der Körper Nein sagt« oder der Pharmakologe Dr. David Hamilton, der unter anderem »Achte auf deine Gefühle: Wie der Geist den Körper heilt« geschrieben hat. Bei den Erkenntnissen handelt es sich übrigens nicht um esoterische Hippie-Hypothesen, sondern um Hardcore-Wissenschaft im Crossover von Quantenphysik, Neurologie und Medizin.

Du bist ein Supersystem!

Ein Stichwort ist hier besonders wichtig und wird leider oft sehr einseitig verstanden: Trauma. Diesen Bereich werden wir uns später ein bisschen genauer anschauen müssen, denn erstens ist ein Trauma nichts rein Psychologisches, zweitens sind Dinge, die ein Trauma auslösen können, vielfältiger und zuweilen subtiler, als man vielleicht annehmen mag. Und drittens vertreten manche Experten die Meinung, dass Maßnahmen gegen Trauma bei Endometriose *immer* eine Rolle spielen sollten – unabhängig davon, ob Kindheitstraumata oder andere von der Endometriose unabhängige Traumatisierungen vorliegen. Am Ende geht es darum zu zeigen, dass es mehr Dinge gibt als Ernährungsumstellung und Akupunktur, die wir für uns tun können, um selbstwirksam und heilungsfördernd einzugreifen.

Bevor es hier zu Missverständnissen kommt: Endometriose ist keine »psychische Erkrankung«! Die Schmerzen sind nicht eingebildet! Es handelt sich um eine ernst zu nehmende körperliche Erkrankung mit teilweise verheerenden Folgen.

Doch Nervensystem, Immunsystem, Hormonsystem, Verdauungssystem – alles ist miteinander verbunden. Körperliche Prozesse beeinflussen Emotionen und umgekehrt. Wir sind ein einziges Supersystem! Neue Disziplinen wie die Psychoneuroimmunologie spiegeln diese Erkenntnisse wider. Wahrscheinlich werdet Ihr darüber erstaunt sein, wie *körperlich* es in einem Buch zu Endometriose und Psyche zugehen wird, wenn ich der Frage auf den Grund gehe:

»Wie beeinflussen sich Endometriose und Psyche wechselseitig?«

Wenn ich über Endometriose und Psyche schreibe, möchte ich ganz bestimmt nicht dazu aufrufen, alle Arztpraxen hinter sich zu lassen und »einfach nur mal drüber zu reden«. Endometriose sollte immer schulmedizinisch abgeklärt und begleitet werden. Ohne OPs wäre ich heute nicht mehr hier. Doch mein eigentlicher »Heilungsweg« begann mit ganz anderen Maßnahmen und Konsequenzen.

Mein kleiner, bescheidener Beitrag ist es nun, dir all die Informationen zur Verfügung zu stellen, die mir auf meinem Weg seit dem Denkanstoß geholfen haben. Vielleicht helfen sie dir ja, deine eigenen Antworten zu finden. Denn ob Schulmedizin, Alternativmedizin, Schamanen, Selbsthilfebücher-Autoren oder Bill Gates – niemand wird dir DEIN persönliches Koan beantworten können (und dafür gibt es sogar eine wissenschaftliche Erklärung – sei gespannt!).

Bevor wir ins Thema einsteigen, sollten wir erst einmal klären, womit wir es zu tun haben, wenn wir über *Endometriose* sprechen. Denn dies ist alles andere als eindeutig.

Die Endometriose-Gerüchteküche

Endometriose ist eine geradezu »unter-forschte« Erkrankung. Prof. Dr. Jörg Keckstein schreibt in seinem Buch »Endometriose – die verkannte Frauenkrankheit«, dass Daten über die biochemischen und physiologischen Abläufe der Endometriose eher »dürftig« seien. Repräsentative Studien fehlten an allen medizinischen Ecken und Enden.

Die mangelnde Aufmerksamkeit ist nicht mit Seltenheit zu rechtfertigen. Eine Zahl, die immer wieder genannt wird: 176 Millionen. So viele Frauen sollen weltweit an Endometriose leiden. Mittlerweile wurde die Schätzung auf 200 Millionen hochkorrigiert. Die Dunkelziffer liegt wahrscheinlich wesentlich höher. Laut einer Hochrechnung von Dr. Camran Nezhat und Dr. Farr Nezhat, die davon ausgehen, dass Endometriose gemeinsam mit

85 Prozent der Myom-Diagnosen auftritt, seien es wahrscheinlich sogar mindestens 900 Millionen Frauen, die in ihrem Leben zumindest einmal eine Endometriose entwickelten.

Endometriose ist und bleibt also ein Mysterium. Bevor wir eine genaue Definition haben werden, werden wir wahrscheinlich erst Atlantis in Google Maps finden. Im Folgenden habe ich zusammengetragen, was ich bisher zu den absoluten Basics finden konnte, und werde in einem gleich mal ein paar Vorurteile aus der Gerüchteküche fegen. Es erhebt nicht den Anspruch auf Vollständigkeit oder gar offene Fragen beantworten zu können, sondern soll zeigen, wie umstritten die ganze Angelegenheit doch ist:

Endometriose ist Gebärmutterschleimhaut außerhalb der Gebärmutter

Das Global Forum for Endometriosis (endometriosis.org) ist eine internationale Plattform, auf der News und Erkenntnisse aus der Endometriose-Forschung kommuniziert werden. Experten aus der ganzen Welt begutachten die Artikel, bevor sie veröffentlicht werden. Hier wird einer der häufigsten Fehler in der Endometriose-Aufklärung bemängelt: Zu viele Zeitungen und Online-Quellen beziehen sich auf Endometriose als »Gebärmutterschleimhaut außerhalb der Gebärmutter«. Dies ist nicht korrekt. Die Endometriose-Forschung ist sich einig, dass es »gebärmutterschleimhaut-ÄHNLICHES Gewebe außerhalb der Gebärmutter« ist.

In Endometriose sind immer Zellen, ähnlich wie in der Gebärmutter

Eine italienische Forschungsarbeit von 2018 mit dem Titel: »Es ist an der Zeit, die Endometriose neu zu definieren, einschließlich ihrer pro-fibrotischen Natur« nimmt der Endometriose in manchen Fällen sogar allbekannte Minimal-Merkmale wie die gebärmutterschleimhautähnlichen Zellen. Einheitliches Merkmal aller Formen seien eher glatte Muskelkomponenten und Fibrose (eine Art narbige Veränderung aufgrund chronischer Entzündung oder überschießender Wundheilung). Ups, was ist denn da los? Formen der Endometriose ohne Endometriosezellen?

Endometriose kann man erst mit der Menstruation bekommen

Manche Wissenschaftler glauben, dass wir Endometriosezellen schon von Geburt an in uns tragen und diese im Laufe des Lebens von etwas getriggert werden. Im Zuge seiner Forschung untersuchte Dr. David Redwine Neugeborene, die kurz nach der Geburt verstorben waren. Er entdeckte Endometriose in jedem neunten weiblichen Baby. Zudem entdeckte er typische Wachstumsbahnen. Seine Theorie: Wenn man Endometriose von all diesen Wachstumsbahnen entferne, wäre man sie los.

Die Theorie der retrograden Menstruation, die besagt, dass Gebärmutterschleimhautzellen mit dem Menstruationsblut, das rückwärts über die Eileiter zurückläuft, im Bauchraum zur Endometriose würden, nennt Redwine die »gefährlichste Theorie in der Medizingeschichte überhaupt« und stellt die Frage, ob diese Theorie nicht vielmehr eine Entschuldigung für »die ineffektive Behandlung von Generationen von Frauen« sei. Andere Wissenschaftler halten sehr wohl an der retrograden Menstruation als einer der verursachenden Faktoren fest. Vor allem in Europa ist diese Theorie noch weit verbreitet.

Philippa Bridge Cook, Vorsitzende der kanadischen Endometriose-Vereinigung und Wissenschaftlerin im Bereich medizinische Genetik und Mikrobiologie, schreibt in einem Artikel, dass die Akzeptanz der Theorie von der retrograden Menstruation lediglich den pharmazeutischen Unternehmen ein exzellentes Werkzeug an die Hand gäbe, Medikamente zu verschreiben, welche die Menstruation unterdrückten.

Wenn ich ein Endometriose-Gen habe, bekomme ich Endometriose

Man ist sich darüber einig, dass bei der Entstehung einer Endometriose eine erbliche Komponente vorliege: Wenn eine Verwandte ersten Grades eine Endo hat, hätte man selbst ein 7-mal höheres Risiko. Der schottische Pharmakologe Dr. David Hamilton oder der Mediziner Gabor Maté betonen allerdings, dass Gene in der Vorstellung der Menschen zu viel Einfluss hätten. Auch wenn man gewisse Gene in sich trägt, müssen diese erst durch äußere Einflüsse »eingeschaltet« werden. Krankheiten, die rein genetisch bedingt sind, sind äußerst selten.

Endometriose ist eine Krankheit

Nun, nicht unbedingt. Es gibt Frauen mit ausgeprägten Endometriose-Herden (auch Endometriose-Läsionen genannt), die symptomfrei sind. Bei ihnen hat die Endometriose keinen Krankheitswert. Selbst eine ausgeprägte tief-infiltrierende Endometriose bereitet zuweilen keine Beschwerden. Zur Krankheit wird sie erst mit den Symptomen. Diese können vereinzelt oder im Gesamtpaket auftreten: Schmerzen, Unfruchtbarkeit, Funktionseinbußen befallener Organe.

Endometriose ist progressiv (fortschreitend)

Befunde können über Jahre konstant sein. Prof. Dr. Huber schreibt auf seiner Website, dass es in 17–29 Prozent sogar zu einer Art Spontanheilung zu kommen scheint. Eine Vergleichsstudie von 2016 unter Beteiligung von Prof. Dr. Keckstein konnte eine generelle Progressivität ebenso nicht bestätigen. Es kommt wohl immer auf den Einzelfall an.

Endometriose ist rezidivierend (immer wiederkehrend)

Im Allgemeinen scheint man das so nicht sagen zu können. Die oben erwähnte Vergleichsstudie gibt an: Endometriose am Bauchfell rezidiviert nach der OP in 20 Prozent, Endometriose an den Eierstöcken in 7–20 Prozent und tief-infiltrierende Darm-Endometriose in 5 Prozent der Fälle. Manche Experten, wie etwa Dr. Seckin (Instagram: @seckinmd) oder Dr. Harry Reich aus den USA, sind sich darüber einig, dass es sich im seltensten Fall um »wahre« Rezidive handelt. Sie gehen davon aus, dass Reste der Endometriose bei vorherigen OPs im Körper zurückgelassen wurden.

Endometriose ist nicht heilbar

Manche US-amerikanischen Spezialisten auf dem Gebiet der Exzisions-Chirurgie, dem tiefen Herausschneiden der Endometriose, sind da anderer Meinung. Dr. Andrea Vidali (Instagram: @endometriosis_surgeon) und Dr. Patrick Yeung (Instagram: @ppyeujgjrmd) gehören beispielsweise dazu. Ihre Behauptung: Endometriose ist mit Exzision sehr wohl heilbar (im Sinne von: die Endometriose-Herde wachsen nicht wieder nach + Schmerzerleichterung bis Schmerzfreiheit).

Auf der anderen Seite des Globus vertreten die Ärzte des Indian Centre's for Endometriosis (Instagram: @endometriosis_india) dieselbe Meinung. Dr. Abhishek Mangeshikar etwa erläutert, teilweise wende man heute noch die sogenannte Ablation als Operationstechnik an. Dabei wird die Endometriose nur oberflächlich abgetragen. Rezidivraten liegen dann bei über 50–80 Prozent. Dahingegen liegen die Rezidivraten durch Exzision unter 10 Prozent.

Als Pionier der Exzisions-Chirurgie bei Endometriose klärt Dr. David Redwine über seine Website endopaedia.info auf: Ärzte wüssten seit 50 Jahren, dass Endometriose durch eine »ordentlich durchgeführte OP« –ohne dabei Organe entfernen zu müssen (!) – heilbar sei. Wäre Endo unheilbar, müssten Rezidivraten immer bei 100 Prozent liegen. Bei Brustkrebs beispielsweise könne man auch nicht sagen, er sei generell unheilbar. Das müsse man von Fall zu Fall betrachten.

Dr. Redwine sieht das Problem eher in einer mangelnden Fortbildungsbereitschaft der Operateure. Es ist ein langer, beschwerlicher Ausbildungsweg. Endometriose-Operationen gehören zu den kompliziertesten überhaupt. Dagegen ist es laut Redwine »einfacher und lukrativer«, Medikamente zu verschreiben. Daher würden die meisten den »bequemeren« Weg wählen und den Frauen lieber »Halbwahrheiten« erzählen.

Endometriose reagiert auf die Hormone des Menstruationszyklus

Prof. Dr. Keckstein geht in seinem Buch auf die Unterschiede zwischen Endometriose und Gebärmutterschleimhaut ein und schreibt, dass Wachstum und Rückbildung einer Endometriose nicht nur von Hormonen abhängt, sondern hauptsächlich von den Eigenschaften der Zelle selbst bestimmt werden.

Es ist wohl nicht jede Endometriose hormonabhängig. Wenn sie es ist, dann ist es das Östrogen, dem man die Schuld gibt. Nun hat die Endo ja ein ganz schönes Durchsetzungsvermögen und lässt sich teilweise trotz Gebärmutter- und Eierstockentfernung, ja selbst bei zusätzlicher Testosteronbehandlung, nicht in die Parade fahren. So ist es sogar möglich, dass Transgender-Männer an schmerzhafter Endometriose leiden.

Hormonbehandlung stoppt garantiert das Endometriose-Wachstum

Die Therapie mit Hormonen, wie Gestagenen (z. B. Minipille oder Hormonspirale) oder Kombinationspräparaten aus Gestagen und Östrogen (Antibabypille), sowie Therapien mit sogenannten GnRH-Analoga (künstliche Wechseljahre), haben bis heute einen wichtigen Stellenwert in der Behandlung der Endometriose. Zum einen dämmen sie bestimmte Entzündungsstoffe und helfen so gegen die Schmerzsymptomatik. Zum anderen erfahren manche Patientinnen durch die Unterdrückung der Menstruation eine enorme Erleichterung der Schmerzen, vor allem wenn eine Adenomyose vorliegt.

Die Wirkung dieser Therapien auf das Endometriose-Wachstum scheinen allerdings noch nicht ganz geklärt zu sein. Zum Thema Gestagen beispielsweise merkt Gynäkologe und Buchautor Dr. Ewald Becherer an, dass gar nicht klar ist, inwieweit die Endometriose trotz Beschwerdefreiheit am weiteren Wachstum gehindert werden kann. Klinische Studien existierten dazu nicht. Der Einfluss der Hormone wird von Prof. Dr. Keckstein als »untergeordnetes Phänomen« beschrieben und sei zudem individuell. Dr. Abishek Mangeshikar klärt in einem Interview auf, dass in den Wechseljahren – seien sie natürlich oder künstlich – eine Symptomverbesserung eintreten könne. Es sei jedoch ein Mythos, dass sich vorhandene Endometriose-Herde dadurch automatisch zurückbildeten.

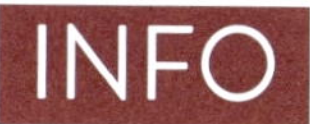

Adenomyose

Laut Endometriosis Network Canada zeigen neueste Erkenntnisse, dass sich Endometriose und Adenomyose pathologisch unterscheiden: Während Endometriose durch Gewebe gekennzeichnet ist, das der Gebärmutterschleimhaut ähnelt, tritt Adenomyose auf, wenn das Gebärmutterschleimhautgewebe selbst in die Muskelwand der Gebärmutter einwächst. Viele Menschen haben beide Erkrankungen – man fand Adenomyose bei einer von fünf Personen, die eine chirurgische Diagnose von Endo erhielten –, aber sie existierten unabhängig voneinander. Die Ursachen zur Entstehung einer Adenomyose sind unbekannt, und es gibt nur Theorien. Die einen sagen, durch kleinste Verletzungen der Gebärmutterwand könne die Gebärmutterschleimhaut durchsickern. Andere halten eine Entstehung in der Embryonalentwicklung, bei der sich Stammzellen sozusagen falsch ausgebildet haben, für wahrscheinlicher.

Endometriose-Herde bluten im Zyklus wie die Gebärmutterschleimhaut ab

Der britische Endometriose-Experte Dr. Matthew Rosser erzählt mir im Interview, dass dies noch nie beobachtet werden konnte und es nur eine Vermutung sei. Wenn überhaupt, dann könne man sich die Blutung nicht wie die der Gebärmutterschleimhaut vorstellen.

Endometriose außerhalb des kleinen Beckens ist selten

Dr. Andrea Vidali ist da anderer Ansicht. Endometriose am Zwerchfell sei gar nicht selten, Operateure würden nur selten dort nachschauen. Die britische Ärztin Dr. Wendy Bingham, die selbst seit über 30 Jahren an

Endometriose leidet, hat gleich eine ganze Charity Organisation zu dem Thema gegründet: extrapelvicnotrare.org

Die australische Soziologie-Professorin Dr. Kate Seear hat ihre Doktorarbeit in ein Buch umgearbeitet, das ich jeder Betroffenen nur wärmstens ans Herz legen kann: »The Making of a Modern Epidemic – Endometriosis-Gender and Politics« (leider bisher nur auf Englisch). Ihrer Ansicht nach geschieht es mit Absicht, dass man die Fälle von Endometriose außerhalb des Bauchraumes in anderen Körperregionen (bei Frauen ohne Gebärmutter, bei Männern und Kleinkindern) in der Diskussion oft außen vor lässt. So stelle man eine Ordnung her, die es so gar nicht gäbe. Dies ermögliche lediglich, wissenschaftliche Entdeckungen als Fortschritt erklären zu können. In anderen Worten: Forscher können sich so schön ihre Preise in die Praxis-Vitrine stellen. Wir Patientinnen haben eher weniger davon.

Endometriose führt zu Unfruchtbarkeit

Nicht jede Frau, bei der Endometriose diagnostiziert wird, ist automatisch unfruchtbar. Aber bei jeder zweiten Frau mit Unfruchtbarkeit findet man Endometriose. So sind diese beiden Befunde »assoziiert«. Das heißt nicht, dass sie zwingend in allen Fällen ursächlich zusammenhängen müssen. Gerade bei leichteren Formen der Endometriose sind die Ursachen der Unfruchtbarkeit noch nicht geklärt. Es gibt Studien, bei denen lediglich 12 Prozent von allen Sterilitätspatientinnen mit nachgewiesener Endometriose keine anderen Sterilitätsfaktoren zeigten. Das heißt, andere Ursachen/Mitverursacher sind nie auszuschließen.

Die Endometriose …

Halt! Da fängt es ja schon an. Eventuell muss es die »EndometriosEN« heißen. Dr. Matthew Rosser erzählt mir im Interview:

»Die Vorstellung, dass es nur drei Arten von Endo gibt (oberflächlich am Bauchfell, Endometriose-Zysten an den Eierstöcken und tief-infiltrierende Endo), ist meiner Meinung nach zu einfach. Diese aktuellen Klassifikationen basieren hauptsächlich auf groben Beobachtungen der Läsionsstruktur und -lage. Durch die Analyse der Endometriose auf genetischer und molekularer Ebene glaube ich jedoch, dass es viele verschiedene Arten gibt, die auf verschiedene Behandlungsformen reagieren.«

Im Hier und Jetzt

Kate Seear beschreibt es treffend:

> »DIE ENDOMETRIOSE IST EINE ERKRANKUNG MIT EINEM HOHEN GRAD AN UNSICHERHEIT, CHAOS UND ANFECHTUNGEN.«

Wir Betroffenen sind in diesem Chaos mittendrin. Nicht nur leiden wir an unseren Symptomen, wir müssen uns zudem hilfesuchend an ein System wenden, das in seiner Uneinigkeit manchmal nicht weniger verloren wirkt – ein System, das nicht unbedingt immer patientenzentriert ist und seine eigenen Interessen hat.

Alle gynäkologischen Beschwerden können theoretisch auf eine Endometriose zurückgeführt werden: Schmerzen, Unfruchtbarkeit, Blutungsprobleme, Sexualprobleme. Daneben gibt es zahlreiche nichtgynäkologische Beschwerden. Für den Fall, dass es sich noch nicht herumgesprochen hat: Endometriose ist eine Ganzkörpererkrankung! Sie ist komplex, systemisch, individuell. Die Forschung ist widersprüchlich und schnelllebig. Man muss auf dem Laufenden bleiben. Gynäkologische Praxen und Abteilungen, die sich daneben noch um alle anderen Frauenerkrankungen sowie Geburtsthemen kümmern, sind da schnell überfordert. Im Kanadischen Journal für Obstretics & Gynecology stellt man daher die Forderung, dass die Versorgung von Endometriose-Patientinnen ähnlich wie die Versorgung von gynäkologischen Krebserkrankungen organisiert werden müsse – mit spezialisierten Abteilungen und multidisziplinären Teams, die sich NUR um Endometriose kümmerten.

Warten ist keine Option

Vor allem warten wir Patientinnen auf ein Heilmittel. Dr. Seckin ist da recht pessimistisch, wenn er schreibt, dass wir noch viele Jahre davon entfernt seien, die genetische Komponente zu finden, die uns zu einem Heilmittel führen könnte. Dr. Rosser hingegen ist optimistisch gestimmt: »Seit dem Jahr 2000 hat die Endometriose-Forschung von Jahr zu Jahr massiv zugenommen. Jede neue Forschungspublikation ist ein Teil eines riesigen Puzzles, das wir langsam zusammensetzen, und ich bin sehr optimistisch im Hinblick darauf, wie zukünftige Generationen von Frauen diagnostiziert und behandelt werden.«

Ist ja alles schön und gut, aber:

ICH LEBE JETZT!

Ich kann nicht auf die Forschung warten und den Streit zwischen Hormon-Befürwortern und Exzisions-Verfechtern aussitzen! Während die sich ihre Forschungspapiere um die Ohren hauen, brechen wir regelmäßig in Bürotoiletten zusammen, verlieren Freunde und Partner und trauern um das Kind, das niemals geboren wurde. Uns Patientinnen ist schon lange klar: Wir brauchen mehr als eine Pille und eine OP: Die Forderung nach multidisziplinären Teams in der Endometriose-Versorgung umfasst nicht umsonst die psychologische Versorgung. Steigen wir also ins Thema ein und sehen uns an, was bisher noch zu wenig Beachtung findet:

WAS MACHT DIE ENDOMETRIOSE
MIT DER PSYCHE?

FAZIT

Endometriose ist unter den Medizinern sehr umstritten. Es gibt bisher sehr wenige harte Fakten. Was und wie es dargestellt wird, hängt sehr von der »Glaubensrichtung« des jeweiligen publizierenden oder vortragenden Arztes ab. Das ist wohl nichts Ungewöhnliches in der Medizin, dessen muss man sich als Patientin nur bewusst sein. Von Endometriose-Heilung sind wir in der Schulmedizin oft noch weit entfernt. Hier geht es bisher mehr um das Krankheits-Magamenent. Daher müssen wir uns daneben in verstärktem Maße um uns selbst kümmern.

ENDO AN – LICHT AUS

Ein Großteil der Endometriose-Patientinnen leidet an Depressionen, Angsterkrankungen oder sonstigen seelischen Störungen. Die Zusammenhänge sind nicht endgültig geklärt. Man kann sich vorstellen, wie sich hier eine große Spielwiese der Spekulationen und vor allem der Schuldzuweisung auftut. Denn zu gern schiebt man es auf die Patientinnen selbst. Wir sind dann halt schwierig, überempfindlich, hysterisch oder einfach nur gestört. Das läuft dann oftmals zusammen mit der Vorstellung, dass wir uns den Schmerz wohl in einer Art hysterischen Wahn einbilden oder aufgrund einer Persönlichkeitsstörung überdramatisieren oder einfach nur nicht wissen, wie man mit so einer Erkrankung umzugehen hat. Schluss mit den Schuldzuweisungen! Neueste Erkenntnisse erzählen eine andere Geschichte.

Der Endometriose-Schmerz – jenseits aller Worte

Wer Endometriose-Schmerzen kennt, geht durch die schlimmsten beziehungsweise ist durch die schlimmsten Schmerzen gegangen, die man in diesem Leben erfahren kann. Das britische Gesundheitssystem führt Endo auf der Liste der schmerzhaftesten Erkrankungen überhaupt. Ich finde, allein dafür haben wir schon mehr als eine Teilnehmerurkunde verdient!

Der Schmerz beschränkt sich häufig nicht nur auf den Bauch. Rückenschmerzen, Schmerzen in den Beinen, Schulterschmerzen – je nach Lokalisation ist alles möglich. Stellen wir uns gedanklich nur mal in den Bauchraum hinein und schauen uns um. Hier ist einiges los:

- Menstruationsschmerzen (Dysmenorrhö)
- Nicht zyklische, chronische Unterbauchschmerzen
- Dyspareunie (Schmerzen beim oder nach dem Sex)
- Schmerzen beim Eisprung
- Dysurie (Schmerzen beim Wasserlassen)
- Schmerzhafte Darmbewegungen
- Schmerzen durch Dyschezie (Stuhlentleerungsprobleme durch Koordinationsstörungen von Analschließ- und/oder Beckenbodenmuskulatur)

Der Schmerz – ein Verwandlungskünstler

Meine Endometriose und ich, wir sind nun seit 30 Jahren zusammen. Somit ist sie die längste Beziehung, die ich jemals hatte. Im Laufe dieser Zeit hat sich unser Verhältnis immer wieder verändert. Angefangen hat sie als monatlicher, dreitägiger Schmerz während der Periode mit dem Schmerzgipfel am zweiten Tag. Das ist zehn Jahre so geblieben, trotz Schmerzmittel und Wechsel der Pillenpräparate. Ich war teilweise so voller Medikamente, hätte man mich geschüttelt, wäre ich wohl explodiert. Geholfen hatte davon nichts.

Wie eingangs erwähnt: Mit 25 war der Schmerz weg, als ich weg war. Ein halbes Jahr nach meiner Rückkehr nach Deutschland kam er dann wieder. Intensiver, heftiger und vor allem unabhängig von der Periode. Mein ganzer Unterleib war betroffen, Bauchschmerzen, Rückenschmerzen, Rektumschmerzen. Es zog über die rechte Pobacke ins Bein hinein, teilweise humpelte ich. Mit 28 kam die erste OP. Danach war der Schmerz eher wandernd, ich vermute wegen der Verwachsungen: mal im Oberbauch, mal bei Darmbewegungen, mal in der Nierenregion – langweilig wurde es nie. Mit den Rezidiven saß der Schmerz zusätzlich wieder in den Endometriose-Herden. Am Ende meiner 30er verhielt er sich wie ein aufdringliches Date: »Ich ziehe gleich bei dir ein, dann können wir uns jeden Tag sehen!«

Da kriegst du die Tür nicht auf!

Es gibt kaum Worte dafür, die Intensität des Endometriose-Schmerzes zu beschreiben. Man liest Vergleiche wie: Der Schmerz sei so heftig wie bei einem Herzinfarkt, wie beim Cluster-Kopfschmerz oder er sei schlimmer als Wehen. Aus Ermangelung der jeweiligen Erfahrung der meisten Gesprächspartner finde ich, dass da Bilder hermüssen, mit denen jeder etwas anfangen kann:

Man ist spät dran, schnappt sich Schlüssel und Jacke, eilt aus der Wohnung und schwingt hinter sich die Haustür zu – zieht nur leider den Daumen nicht schnell genug weg. Im besten Fall öffnet man die Tür. Jetzt ist es aber so, dass man durch den Schreck den Haustürschlüssel hat fallen lassen und dieser im Gully gelandet ist. Stellen wir uns noch vor, dass anstatt des Daumens sämtliche Organe des Bauchraums zwischen Tür und Türrahmen stecken. Voilà! Damit wären wir auch schon beim Endometriose-Schmerz. Und es gibt nichts, womit wir die Tür öffnen könnten …

Eine brasilianische Studie von 2020 bestätigt: Die Schmerzintensität bei Patientinnen mit Endometriose ist höher als bei Patientinnen, die Unterbauchschmerzen aus anderen Gründen haben. Zwischen Menstruationsschmerz und Endometriose-Schmerz liegen demnach ganze Schmerzwelten.

Wenn Erinnern wehtut

Nicht nur das Endometriose-Gewebe an sich gibt Rätsel auf. Auch was die Schmerzentstehung bei Endometriose angeht, kratzen sich die Mediziner bis heute an den Köpfen. Interessant ist, dass die Schmerzintensität nichts mit der Größe der Herde zu tun hat. So gibt es unter ihnen »Giftzwerge« als auch »sanfte Riesen«. Man vermutet, dass die Stärke der Schmerzen von Aktivität und Infiltrationstiefe der Herde abhängig sein könnte. Die individuelle Nervendichte und die Anzahl der Schmerzrezeptoren jeder Patientin spielen wohl ebenso eine Rolle. Dies bedeutet im Grunde, dass allein schon wegen der individuellen körperlichen Voraussetzungen ein und derselbe Endometriose-Herd im Körper von Patientin A mehr Schmerzen verursachen könnte als im Körper von Patientin B.

Bei tief-infiltrierender rektovaginaler Endometriose versteht man einigermaßen, woher der Schmerz kommen könnte. In diesem Bereich wurden Nervenfasern in großer Menge nachgewiesen. Mit zunehmender Anzahl der Nervenfasern zeigt sich eine zunehmende Schmerzempfindlichkeit. Dennoch gibt es auch hier Fälle von riesigen Wucherungen, die überhaupt keine Schmerzen bereiten – kratz, kratz.

Generell kann man zwischen akutem und chronischem Schmerz unterscheiden. Akuter Schmerz ist relativ kurz und das Resultat einer Verletzung. Dieser sogenannte nozizeptiver Schmerz ist zwar unangenehm, aber gesund. Denn er signalisiert, dass es ein Problem gibt, und hindert uns so daran, ein zweites Mal auf die heiße Herdplatte zu fassen oder mit offenem Schienbeinbruch die Zugspitze besteigen zu wollen.

Stau auf der Nervenautobahn

Wenn ständig Schmerzsignale über das Rückenmark geleitet werden, ist es wie beim Stau auf der Autobahn. So, wie wir dann über die Landstraße ausweichen, machen es auch die Schmerzsignale und suchen sich alternative Nervenbahnen. Diese führen schon mal durch andere Organe. In der Folge kann es zu vegetativen Erscheinungen wie Erbrechen oder Durchfall kommen. Vielleicht laufen die alternativen Bahnen auch durch Muskeln, die dadurch aktiviert werden und so schmerzhafte Verspannungen von Bauchwand und Beckenboden verursachen.

Im Bauchfell hängen freie Nervenendigungen herum, bis bei diesem Treiben Schmerzmediatoren (Gewebsstoffe bei Entzündungen) vorbeikommen und sie »anstupsen«. Die damit aktivierten Nerven können in der Folge dauerhaft aktiviert bleiben. Man befindet sich somit auf direktem Wege zu chronischen Schmerzen. Diesen Schmerz durch Veränderung der Nerven nennt man neuropathischen Schmerz, also wenn normalerweise nicht schmerzhafte Reize als Schmerz wahrgenommen werden. Die sogenannte zentrale Schmerzsensibilisierung – umgangssprachlich als Schmerzgedächtnis bekannt – hat eingesetzt.

Mit Endometriose kennt man das vielleicht von gynäkologischen Untersuchungen. Das Abtasten sollte normalerweise nicht wehtun, man sollte nur einen leichten Druck spüren. Ich glaube, auf den Gyn-Stühlen, auf denen ich bisher saß, kann man immer noch Abdrücke meiner Handflächen sehen. Es gibt einen Reiz, es gibt eine Weiterleitung – der Schmerz ist somit nicht eingebildet. Das Signal wird nur »falsch verarbeitet«. Therapeutisch ist diese Art von Schmerz nur sehr schwer zu behandeln. Im Grunde müsste man das Nervensystem neu verkabeln.

Den Schmerz kappen, den Körper zurückerobern

Frau Dr. Stephanie Dittmar von der endometriosezertifizierten Median Klinik in Bad Schlangenbad erklärt mir im Gespräch, dass man bei der zentralen Schmerzsensibilisierung ein sogenanntes Tensgerät ausprobieren könne. Dieses kappt den Schmerz durch Nervenstimulierung über die Haut, das Signal kommt so erst gar nicht im Gehirn an. Mit der regelmäßigen Anwendung versucht man zu erreichen, dass sich das Schmerzgedächtnis irgendwann nicht mehr »erinnert«. Das Praktische ist, dass es Tensgeräte auch für die Heimanwendung gibt.

Auf dasselbe Prinzip setze man in der Reha-Klinik in Schlangenbad mit der Kältekammer. Auch der Kälteschock bei minus 100 Grad kappe die Schmerzweiterleitung. Im Körper kommt es zur Freisetzung von Adrenalin und dem Glückshormon Endorphin, entzündungshemmende Mechanismen werden angestoßen. Daher setzt man diese Art des Gegenirritationsverfahrens auch bei Rheuma, Hauterkrankungen sowie bei Depressionen und Burn-out ein. »Bei der Reha geht es erst mal darum, dass die Frauen wieder einen schmerzfreien Zustand erfahren und wissen, dass er überhaupt möglich ist«, so Dittmar. »Es geht auch darum, dass du wieder in der Lage bist, an dich zu glauben. Du verlierst ja sämtliches Vertrauen in deinen Körper!«

Endometriose – oft keine Einzeltäterin

Schmerz und das Vorhandensein von Endometriose bedeutet übrigens nicht zwangsläufig, dass die Endometriose immer und allein für den Schmerz verantwortlich sein muss. Beim Endometriosis Summit 2021 diskutieren die US-Experten, dass bei chronischen Unterbauchschmerzen häufig mehrere Diagnosen nebeneinander vorkommen, z. B. Endometriose und interstitielle Zystitis (Entzündung der tiefen Schichten der Blase), die schon für sich genommen zu ausstrahlenden Schmerzen bis in den Rücken sorgen kann.

Interstitielle Zystitis könnte bei 50–84 Prozent der Betroffenen vorliegen, wie die amerikanische Gynäkologin Dr. Iris Orbuch auf ihrer Website schreibt. Eine Verspannung der Beckenbodenmuskulatur, unabhängig von oder infolge der Endometriose, könnte ebenso Schmerzen verursachen. Hat man nach der OP trotzdem noch Schmerzen, könnte demnach eine unentdeckte/unbehandelte Zweitdiagnose schuld sein. Darum wäre es wichtig, bei chronischen Unterbauchschmerzen von Experten mehrerer Fachrichtungen betreut zu werden. In einer idealen Endometriose-Welt. Ich sag's ja nur mal …

Der persönliche Schmerz-Mix

Es sind nicht nur unsere körperlichen Voraussetzungen, die dazu führen könnten, dass ein und derselbe Endometriose-Herd in Patientin A mehr Schmerzen bereiten würde als in Patientin B. Denn die Weiterleitung des Schmerzreizes vom Ursprungsort der Verletzung bis ins Gehirn ist nur ein einziger Faktor von vielen. Das Schmerzerleben an sich findet tatsächlich nur im Gehirn statt: Über das Rückenmark gelangt das Signal in den Thalamus, einer Art Zentrale. Von hier aus wird es über verschiedene Hirnregionen verteilt. Der somatosensorische Kortex will wissen: »Na, wo sitzt denn der Schmerz?« Der Motorkortex muss entscheiden: »Soll ich den Körper zusammengerollt auf der Seite liegen lassen? Oder ist es angenehmer, auf dem Rücken zu liegen und alle Viere ... autsch – lieber zusammenrollen ...« Der Hypothalamus ist an Entscheidungen beteiligt wie: »Ich werde jetzt laufen gehen und durch den Schmerz pushen!«, oder: »So, Körper, ich verschwinde dann mal. Sieh zu, wie du zurechtkommst, ich liege hier und betäube mich mit Grey's Anatomy.« Der präfrontale Kortex meldet sich in der Zwischenzeit: »Kann mir mal jemand sagen, was hier los ist? Sind wir in Gefahr? Müssen wir handeln? Kinder, wir haben nicht ewig Zeit, die Basalganglien wollen wissen, wie das weitere Vorgehen ist.«

Das limbische System ist derweil fix und fertig, weil das Signal es an eine schmerzhafte Erinnerung denken lässt, die es emotional sehr mitgenommen hatte. In der Chefetage streiten sich bereits die Manager: Die Genetik beschwert sich: »Ich habe den ganzen Rums hier aufgebaut!«, und schaut grimmig auf die epigenetischen Faktoren, die fleißig an den Umbauplänen arbeiten. Vergangene Schmerzerfahrungen werfen ein: »Wir haben alles lückenlos dokumentiert.« Die Kindheitserfahrungen schütteln den Kopf: »Ihr kennt ja gar nicht die Hintergründe ...«

All diese Vorgänge laufen in jeder Betroffenen ganz individuell ab. So ist Schmerz mehr ein persönliches Erleben als bloß ein Gefühl. Vom Reiz über die Weiterleitung bis hin zur Verarbeitung hat jede Betroffene ihren ganz eigenen »Schmerz-Mix«. Neuere wissenschaftliche Erkenntnisse sehen biologische, psychologische und soziale Schmerzprozesse immer mehr als fließend ineinander übergehend. Da ist es nicht verwunderlich, dass es bei der Schmerzbekämpfung nicht *die* eine Pauschallösung für alle gibt.

Makrophagen – Türsteher mit Erste-Hilfe-Schein

Wie wir schon gesehen haben, ist nicht nur das Nervensystem an der Schmerzentstehung beteiligt. Das Immunsystem mischt ordentlich mit. 2019 gab es einen kleinen Durchbruch in der Endometriose-Forschung:

An den Universitäten Warwick und Edinburgh fand man heraus, dass bei Endometriose sogenannte Makrophagen die Meute anführen. Sie sind so was wie die »Türsteher« des Immunsystems, haben aber auch einen Erste-Hilfe-Schein, wenn man es so will. Ihr Job ist es, Viren, Bakterien, Toxine und abgestorbene Zellen zu beseitigen. In ihrem Zweitjob fördern sie die Wundheilung. Für jeden Job, den sie übernehmen, verfügen sie über die jeweiligen kleinen Helfer, die Zytokine.

Bei Endometriose-Patientinnen findet man eine hohe Anzahl an Makrophagen in den Endometriose-Läsionen und in der Flüssigkeit im Bauchraum (Peritonealflüssigkeit). Jetzt würde man davon ausgehen, dass sie hier in ihrer Funktion als Rausschmeißer das Endometriose-Gewebe wegräumten. Stattdessen versuchen sie, es als Ersthelfer wie eine Wunde zu reparieren. Sie aktivieren dadurch Prozesse, die zum Wachstum der Läsionen und zur Infiltration von Blutgefäßen führen. Die Wissenschaftler hoffen nun, dass diese Erkenntnisse eines Tages zu einem Heilmittel führen werden, welches die Makrophagen gezielt ausschalten kann.

Fehler im Immunsystem

Die Frage, ob die Endometriose das Immunsystem in Schieflage bringt oder ob ein angeschlagenes Immunsystem eine symptomatische Endometriose hervorbringt, ist eines der Endometriose-Koans. Die bereits erwähnte Vergleichsstudie von 2016 liefert wichtige Erkenntnisse hierzu: Bei Endometriose-Patientinnen sei die Aktivität von natürlichen Killerzellen (NK-Zellen) des Immunsystems, die unter anderem Tumore beseitigen, heruntergefahren. Die Studie vermutet, dass eine Fehlfunktion im Immunsystem der Endometriose vorausgehen könnte, da die Aktivität der NK-Zellen auch nach Entfernen der Endometriose-Herde niedrig bleibt.

NK-Zellen sind beispielsweise wichtig für den Gewebeumbau in der Gebärmutter und entscheidend für eine erfolgreiche Schwangerschaft. Die sogenannte Reproduktionsimmunologie setzt an dieser Schnittstelle an. Hier forscht man noch daran, die Zusammenhänge zwischen Endometriose, Entzündung und Infertilität zu verstehen.

Der Endometriose-Blues

Meine erste psychologische Diagnose erhielt ich nach einer Verhaltenstherapie, zu der ich mich nach meiner zweiten OP aufgerafft hatte. Das Ergebnis kam in einem Brief: »Dysthymia«. Ich musste googeln: »Chronische Depressionen«.

Zu den schlimmsten Zeiten meiner Depression konnte ich teilweise nicht den Kopf zwischen meinen Schultern halten, weil er zu schwer war. Da war keinerlei Kraft in mir. Ich hatte eine innere Verzweiflung, die ich hätte aus mir herausschreien wollen. Es gab nur eine Gefühlslage, und die war noch nicht mal schlecht, die war irgendwie gar nichts. *Ich* war nicht existent.

Die Angst vor der Angst

Oh, und diese komischen Ängste! Hier ein Auszug meiner Liste: Mit Anfang 20 hatte ich eine Zeit lang Angst, mich in der Öffentlichkeit übergeben zu müssen. Übelkeit ist ja nichts Seltenes bei Endo. Doch meine Angst ging so weit, dass ich ein Jahr lang kaum das Haus verließ, wirklich nur, um zur Uni und zur Arbeit zu gehen. Einhergehend mit der Angst vor Übelkeit hatte ich eine übertriebene Angst vor verdorbenen Lebensmitteln. Bei allem, was eine Minute über Ablaufdatum ging, war für mich die Nahrungsmittelvergiftung vorprogrammiert. Mir unbekannte Lebensmittel bedeuteten für mich eine bei mir wahrscheinlich noch nicht entdeckte Allergie. Ich aß nichts, was nicht vorher mit einem Prick-Test an mir getestet wurde. Meine Ängste vor Schlaganfall, Herzinfarkt und plötzlichem Atemstillstand will ich jetzt hier erst gar nicht weiter ausbreiten. Das Leben an sich war für mich eine einzige Bedrohung. Irgendwann trat ich dann in die nächste Phase ein: die Angst vor der Angst.

Ich weiß noch, wie ich vor einem Verhaltens-Psychologen saß und sagte: »Eigentlich ist alles gut. Aber trotzdem ist irgendwie nichts gut. Warum kann ich nicht einfach glücklich sein?« Nach außen hin merkte man es mir vielleicht nicht an. Ich tendiere zum Implodieren und bin unwahrscheinlich geübt darin, auf Autopilot zu fahren. Innerlich löste ich mich völlig auf.

Depressionen bei Endometriose – der Schmerz macht den Unterschied

Laut Studien sind 86,5 Prozent der Endometriose-Patientinnen von einer Depression betroffen, 32,7 Prozent sogar von starken Depressionen. 87,5 Prozent leiden an einer Angsterkrankung. Die psychiatrischen Symptome stehen dabei nicht mit dem Grad der Endometriose in Zusammenhang. Einen deutlichen Zusammenhang gibt es allerdings zwischen psychischen Erkrankungen und den Schmerzen. Betroffene, die eine asymptomatische Endometriose haben, zeigten dagegen keinen Unterschied zur gesunden Kontrollgruppe. Bei der Adenomyose ist es ähnlich. Auch hier findet man asymptomatische Befunde, die weder für die physische noch für die psychische Gesundheit eine Rolle spielen würden.

25 Prozent der Weltbevölkerung sind in ihrem Leben zumindest einmal von Depressionen betroffen. Das macht mindestens eine Person in allen Familien dieser Erde, wie der Arzt und Psychologe Edward Bullmore in seinem Buch »Die entzündete Seele« schreibt. Das Problem für Endometriose-Patientinnen ist, dass eines der Frühsymptome der Depression unspezifische Kopf- oder Bauchschmerzen sein können. Das scheint das Erste zu sein, woran Ärzte denken, wenn sie Patientinnen mit für sie unerklärlichen Schmerzen sehen: »Das ist nur in Ihrem Kopf!« – »Wahrscheinlich gehen Sie gerade durch eine stressige Phase« etc. Dr. Seckin nennt es eine »archaische Art«, so auf den Schmerz von Frauen zu reagieren.

Andersherum ist es so, dass viele Betroffene genau wegen dieser Erfahrungen den Gang zum Psychologen in der weiteren Behandlung ablehnen, da sie sich nicht mehr auf die »Psychoschiene« schieben lassen wollen. Das ging mir in den Anfangszeiten genauso. Jetzt bin ich mal so dreist und widerspreche einfach beiden Seiten:

Endometriose ist nicht nur in unserem Kopf. Aber auch wenn mit Endometriose eine mögliche körperliche Ursache für den Schmerz gefunden wurde, so können je nach individuellem Schmerz-Mix psychologische Verfahren durchaus dabei helfen, den Schmerz runterzuregulieren, wie wir später noch anhand eines Beispiels sehen werden.

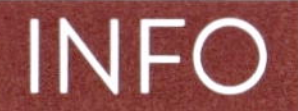

Weitere frühe Symptome einer Depression laut Neurologen und Psychiater im Netz:

- Ständige Müdigkeit, Energiemangel
- Nachlassendes sexuelles Interesse
- Reizbarkeit
- Angst
- Zunehmende Lustlosigkeit, Apathie
- Missmutige Stimmungslage
- Schlafstörungen
- Appetitlosigkeit

Als Hauptsymptome einer Depression gelten nach dem internationalen Klassifikationssystem ICD-10:

- Depressive Stimmung
- Interessenverlust, Freudlosigkeit
- Antriebsmangel, erhöhte Ermüdbarkeit

Häufige Zusatzsymptome einer Depression sind nach dem internationalen Klassifikationssystem ICD-10:

- Störungen der Konzentration, der Aufmerksamkeit und des Denkvermögens
- Vermindertes Selbstwertgefühl und Selbstvertrauen
- Gefühle von Schuld und Wertlosigkeit
- Negative und pessimistische Zukunftsvorstellungen
- Selbsttötungsgedanken oder -handlungen
- Schlafstörungen
- Verminderter Appetit

Das Depressions-Schmerz-Kontinuum

Edward Bullmore berichtet in seinem Buch von einer Patientin mit rheumatischer Arthritis. Er erkannte an ihr Symptome einer Depression und besprach das mit seinem Oberarzt. Dieser sagte nur: »Na, mit so einer Krankheit wären Sie auch depressiv!« Bullmore gefiel dieser Kommentar nicht. Er glaubte nicht daran, dass man Depressionen entwickeln könne, nur weil man *wüsste*, dass man eine schlimme Krankheit habe. Dann erzählt er von einer Entdeckung, die man in der Medizin durchaus als revolutionär bezeichnen kann und die für uns Endometriose-Patientinnen, denke ich, sehr wichtig ist:

ENTZÜNDUNGEN KÖNNEN DEPRESSIONEN AUSLÖSEN!

Das Gehirn im Flugmodus

Ich erinnere mich daran, wie wir im Bio-Unterricht von der Blut-Hirn-Schranke hörten. Lange Zeit dachte man, dass Proteine im Blut, wie etwa die Zytokine, das Gehirn gar nicht erreichten. Nun, es stellte sich heraus, dass die Blut-Hirn-Schranke ebenso durchlässig ist wie das Labor, in das unser Lehrer immer »heimlich« rauchen ging.

Jahrzehntelang war man davon ausgegangen, dass bei Depressionen immer ein zu niedriger Serotoninspiegel für düstere Gedanken sorge. Bullmore beschreibt, wie Makrophagen und Zytokine die Synapsen (Verbindungen zur Signalübertragung) im Gehirn lahmlegen würden, sodass durchaus genügend Serotonin vorhanden sei, dieses von den Synapsen aber nicht mehr übertragen werden könne. Das ist ungefähr so, als hätte man genügend Datenvolumen gekauft, aber das Gerät befindet sich im Flugmodus und kann keine Internetverbindung herstellen. Jedenfalls griff man mit den gängigen Antidepressiva das Problem nicht bei der Wurzel. Damit blieb man im Flugmodus und setzte lediglich das Datenvolumen hoch.

Wenn die Seele entzündet ist

Bullmore ist wie viele andere Wissenschaftler der Meinung, die Schulmedizin solle endlich die klassische Trennung von Körper und Psyche hinter sich lassen. Diese Trennung wurde im 17. Jahrhundert vom französischen Philosophen René Descartes begründet. Er sah den Körper als etwas rein Mechanisches. Die Seele könne seiner christlich geprägten Ansicht nach ja schließlich auch ohne den Körper existieren, also müssten sie getrennt sein.

Anfang des 20. Jahrhunderts kam der gute Sigmund Freud auf den Plan. Seitdem macht man der Psyche mit der Psychosomatik immerhin gewisse Zugeständnisse. In der modernen Medizin hat dann ein Umdenken begonnen. Hier erscheint es immer mehr Vertretern unlogisch, Körper und Psyche zu trennen. Für Bullmore ist es etwa die normalste Sache der Welt, dass man auf eine Entzündungskrankheit mit Depression reagiert – denn das Gehirn entzündet mit!

Abseits vom Feuer

Das für Depression typische Rückzugsverhalten läge dabei in unseren Genen. Gehen wir mal ein paar tausend Jahre zurück, als es noch keine Schafsfellteppiche mit schwedischen Namen gab, sondern man das Fell eines Wollmammuts vorm Höhlenfeuer ausbreitete. Hatte man zu dieser Zeit Entzündungen im Körper, dann häufig aufgrund von ansteckenden Viren oder Bakterien. Hier wurde das Social Distancing erfunden, denn der soziale Rückzug rettete in dem Fall das Überleben der ganzen Sippe. Die kranke Person selbst musste jegliche Aktivitäten einstellen, denn es galt, Energie zu sparen, die man zum Gesundwerden brauchte. Somit hat es die Evolution so eingerichtet, dass einem Dinge, die einem sonst Spaß machen, in dieser Zeit keinen Spaß bereiten. Da ist es besser, wenn das Gehirn Gedanken produziert wie: alles doof!

Während die anderen also am Feuer saßen und Fledermäuse grillten, lag man mit seiner Krankheit weit vom Feuer entfernt am Rande des Lagers. Damit war man für Feinde, wie etwa Säbelzahntiger oder die bucklige Nachbars-Sippe, leichte Beute. Evolutionsbiologisch macht es Sinn, dass man in diesen Zeiten in einer erhöhten Alarmbereitschaft ist, die sich in Schlaflosigkeit und einer erhöhten Ängstlichkeit zeigt. Sozialer Rückzug, nichts macht Spaß, man hat mehr Ängste und kann kaum schlafen – dies sind alles klassische Symptome einer Depression, die in dem Sinne Krankheitsverhalten ist. Und evolutionstechnisch gesehen haben wir uns seit Jahrtausenden nicht weiterentwickelt.

Der persönliche Depressions-Mix

In einer Essener Studie konnten Forscher erstmalig zeigen, dass bei akuten Entzündungen das Zytokin Interleukin-6 nicht nur im Blut, sondern auch in der Gehirn-Rückenmarksflüssigkeit ansteige. Je höher die IL-6-Konzentration, desto mehr nahmen depressive Symptome zu. Und jetzt bitte alle die Hand heben, die über folgende Nachricht noch überrascht sind: Interleukin-6 liegt verstärkt bei Endometriose-Patientinnen vor. Die Vermutung drängt sich geradezu auf:

> WIR HABEN DEPRESSIONEN UND ÄNGSTE NICHT, WEIL WIR IN SELBSTMITLEID ZERFLIESSEN ODER KEINE WILLENSSTÄRKE HÄTTEN. DIE WAHRSCHEINLICHKEIT IST HOCH, DASS WIR VORNEHMLICH AN DEPRESSIONEN UND ÄNGSTE LEIDEN, WEIL WIR EINE ENTZÜNDUNGSKRANKHEIT HABEN!

Bei Depressionen geht man heute davon aus, dass es sich um verschiedene Erkrankungen mit verschiedenen Ursachen unter demselben Sammelbegriff handelt. Wie beim individuellen Schmerz-Mix kann man so auch einen individuellen Depressions-Mix haben. Vielleicht sind es in manchen

Fällen nicht die Entzündungen allein. Doch man hat herausgefunden, dass Patienten mit Depressionen, die auch Entzündungen aufweisen (in der Schnittmenge also Endometriose-Patientinnen), weniger auf konventionelle Depressionsmedikamente reagieren.

Leider weiß man noch nicht, wie man dieses Wissen anwenden soll. Laut Bullmore dauert es sehr lange, bis biologische Erkenntnisse Einzug in die Praxis erhielten. So gäbe es noch keine Medizin gegen Depression, die primär auf das Immunsystem ziele. Es ist im Grunde genauso wie bei der Endometriose selbst, wo wir auf ein Medikament warten, das mit den Makrophagen ebenso auf das Immunsystem zielen würde. Bullmore gibt Descartes die Schuld. Ich auch. Depp!

Die Endometriose-Persönlichkeit – Frauen, die auf Tampons starren?

Früher nannte man die Endometriose den »Krebs der Karrierefrau«. Das hatte schlichtweg damit zu tun, dass das Gesundheitssystem oftmals nur Frauen aus einer bestimmten Schicht offenstand. Heute weiß man, dass es jede treffen kann, unabhängig von Bildungsgrad, Beruf, sozialer Schicht oder Herkunft. Endometriose trifft auch nicht einen spezifischen Persönlichkeits-Typ, wie man das lange beweisen wollte.

Es deutet sich an, dass es wohl eher umgekehrt sein könnte: Im MRT hat man bereits die Folgen der Endometriose-Schmerzen auf das Gehirn beobachtet. Im Mittelhirn verändert sich eine Region, die für das Erschaffen der inneren Persönlichkeit zuständig ist. Das ist die, die sich zu Wort meldet, wenn wir in Gedanken mit uns selbst reden. In dem Sinne hat die Endometriose auf diese Weise großen Einfluss auf unsere Selbstwahrnehmung. Zudem untersuchte man Endometriose-Patientinnen auf dispositionalen Optimismus hin (»Das wird schon wieder!«) und fand heraus, dass Frauen mit Endometriose weniger Optimismus zeigen als die Vergleichsgruppe (was mich jetzt nicht sonderlich verwundert ...).

Einfach nur hysterisch?

Sigmund Freud nannte es »Hysterie«. Die Basis hierfür hatte der französische Psychiater Philippe Pinel gelegt, als er von »heftigsten hysterischen Ausbrüchen« neben Problemen mit Blase und Darm während der Menstruation bei pubertierenden Mädchen schrieb. Die Symptome hielten drei bis vier Tage an, dann sei die Patientin wieder »normal«. Historiker gehen davon aus, dass er damit die Endometriose beschrieben hatte.

Diese Beschreibung der Endometriose als Hysterie findet bis heute Echo in den Arztpraxen, wenn man unterstellt, dass wir uns die Symptome einbilden. »Gehen Sie doch mal 'nen Kaffee trinken!« ist nach wie vor einer meiner Lieblings-Tipps eines Gynäkologen, dem ich von meinen Schmerzen und Depressionen erzählt hatte. In einer Befragung unter australischen Ärzten von 2017 gaben die meisten an, für die Endometriose nicht adäquat ausgebildet zu sein, um die psychosozialen Aspekte zu verstehen und eine hier adäquate Versorgung anbieten zu können. Die Hälfte der Gynäkologen hielt dies noch nicht mal für notwendig ...

Stören Entzündungen unsere Persönlichkeit?

Immer wieder versuchen Forscher, spezifische psychologische Profile von Endometriose-Patientinnen zu erstellen. In einer italienischen Studie von 2017 verglich man Frauen mit Endometriose und Patientinnen mit anderen gynäkologischen Erkrankungen. Es zeigte sich, dass Frauen mit Endometriose mehr Psychotizismus, Introversion, Sensibilität und Ängstlichkeit zeigten. Ebenso ist wohl das Risiko für eine bipolare Störung mit Endometriose erhöht. Einiges deutet darauf hin, dass auch hinter diesen psychologischen Störungen Entzündungen stecken könnten: Am Universitätsklinikum Freiburg hat man gezeigt, dass Entzündungshemmer bei bipolarer Störung helfen. Der Film »Feuer im Kopf« stellt dar, wie selbst Schizophrenie durch Entzündungen ausgelöst werden kann.

Den biologischen Zusammenhang zwischen Depression, bipolarer Störung und Schizophrenie hat Anke Hammerschlag von der Universität Amsterdam in ihrer Forschungsarbeit entschlüsselt. Sie behauptet, dass es die verschiedenen psychiatrischen Diagnosen biologisch gar nicht gibt. Es sind bei verschiedenen psychologischen Erkrankungen immer dieselben Gene und physiologischen Vorgänge zu beobachten. Die Störungen bilden vielmehr Cluster. So hängen Depression, bipolare Störung und Schizophrenie in einem Cluster zusammen. Wenn Entzündungen Depressionen auslösen können, ist es dann nicht naheliegend, dass dies auch auf die anderen Störungen im Cluster zutrifft?

Schlagen wir hier den Bogen zu einem sehr interessanten Artikel von Nancy Petersen (nancysnookendo.com), einer Pionierin der Endometriose-Aufklärung aus den USA. Petersen stellt die Arbeit der britischen Gynäkologin Shirley Pearce vor. Diese hätte vor 30 Jahren bereits gesagt, dass wir mit den gängigen Therapien auf dem Holzweg seien. Bei einem Studienvergleich war ihr aufgefallen, dass ein Großteil der Endometriose-Patientinnen psychologische Probleme zeigte. Pearce wollte wissen, wie es Patientinnen nach erfolgreichem Schmerzmanagement psychisch erging. Das Ergebnis ihrer Forschung: Nach effektiver Schmerzbekämpfung verschwanden nahezu alle psychologischen Symptome, von Depressionen über Ängste bis hin zu Psychosen. Wer möchte hier noch von einer Trennung von Körper und Psyche sprechen ...

Die »schwierige« Patientin

1997 wurde in Australien eine Befragung von Allgemeinmedizinern zu Endometriose-Patientinnen durchgeführt. Die Ärzte sahen die Patientinnen teilweise als »schwierig« und gaben den Frauen an ihrer Situation selbst die Schuld (Whoosa!). Eine Betroffene, die sich in Deutschland seit mehreren Jahren in der Selbsthilfe engagiert, erzählt mir, dass sie ähnliche Aussagen schon oft von Ärzteseite gehört hat. Ein Arzt sagte zu ihr: »Wir können uns diese Endometriose-Frauen nicht leisten. Sie sind nicht gern gesehen, weil sie auch nicht leicht zufriedenzustellen sind.« Wir sind aber auch verwöhnte Prinzessinnen – da wollen wir eiskalt schmerzfrei sein! Die australische

Studie kommt jedenfalls zum Schluss, dass es eher die Mediziner sind, die hier Nachhilfe bräuchten.

Psychologische Symptome bei Endometriose konnte man schon in Tierversuchen nachweisen. Ratten, denen man Endometriose eingepflanzt hatte, zeigten plötzlich Angst-, Verzweiflungs- und Apathie-Verhalten. Zudem kam es zu einer erhöhten Schmerzempfindlichkeit. Und nun? Hat man hier zufällig nur die »schwierigen« Ratten erwischt – die »Boss-Bitch-Ratten«, die schwer zufriedenzustellen sind? Denkt man, dass eine bescheidene Kanalratte besser damit fertig werden würde, weil die gelernt hat, »worauf es im Leben ankommt« und auch mal die Ratten-Arschbäckchen zusammenkneift? Das ist ja im Grunde die Einstellung, die hinter solchen Attributen wie »schwierig« steckt. Wie dem auch sei, man stellte bei den Ratten mit Endometriose einen Abfall des Antioxidans Glutathion fest und vermehrten oxidativen Stress. Erhöhte Marker für oxidativen Stress findet man auch bei Frauen mit Endometriose:

MÄDELS, WIR SIND NICHT SCHWIERIG –
WIR SIND ÜBER ALLE MASSEN BELASTET!

Ich wiederhole mich, aber es muss noch mal gesagt werden: Was die Probleme bereitet, sind wohl die Entzündungen – für Körper *und* Psyche. So sagt Dr. Seckin bei der Eröffnung der EndoFound Medical Conference von 2019: »Entzündung ist die Ignoranz dessen, was wir noch nicht wissen. Sie repräsentiert das Dilemma um die Endometriose.« Trotzdem höre man das Wort Entzündung selten, wenn es um Endo ginge. Wir sprächen immer über gebärmutterschleimhautähnliches Gewebe, doch dieses sei nur oberflächlich. Die wirkliche Pathologie sei die Entzündung darunter.

Da stellt sich die Frage, wieso wir nicht einfach Entzündungshemmer gegen Endometriose und Depressionen nehmen. Sowohl Prof. Kate Seer als auch Dr. Edward Bullmore sprechen das grundlegende Problem hier an: Das Nebenwirkungsprofil bisher verfügbarer Präparate ist zu heftig für eine Langzeitanwendung.

Bittere Pillen

Oft wird die Antibabypille oder die Minipille zur Behandlung von Endometriose-Symptomen eingesetzt. Bei allen Hormontherapien sind depressive Verstimmungen bis hin zu Depressionen mögliche Nebenwirkungen. Die schlimmste depressive Phase hatte auch ich unter der Gestagenbehandlung mit der Minipille. Rückblickend könnte ich mir das Bundesverdienstkreuz dafür häkeln, dass ich es sechs Jahre lang durchgehalten habe. Man sagte mir immer wieder: »Wenn Sie die Hormone absetzen, dann kommt die Endometriose wieder!« Die Angst vor Rezidiven war so groß, dass ich die Hormone weiter einnahm, auch wenn es sich so anfühlte, als ob ich mich in ein kognitives Niemandsland schlucken würde.

Irgendwann konnte ich nicht mehr. Das psychische Leiden überwog ab einem gewissen Punkt. Wenn man seinen Verstand noch hat, dann kann man den Dingen wenigstens mit (schwarzem) Humor begegnen. Unter den Hormonen war klares Denken für mich nicht mehr möglich. Auch körperlich baute ich immer weiter ab. Es kam zu Schwächeanfällen, von einer Sekunde auf die andere. »Wussten Sie denn nicht, dass Gestagene den Fett- und Zuckerstoffwechsel verändern?« Nein – wusste ich nicht. Das hätte in den Jahren zuvor mal jemand erwähnen können. War ja nicht so, als hätte ich mich mit den Ärzten übers Kleingärtnern unterhalten.

Ich erinnere mich an einen Besuch bei einem Allgemeinmediziner: »Tja, mit dem Schwindelgefühl müssen Sie halt leben!« Ich hatte teilweise das Gefühl, keine Kontrolle mehr über meine Motorik zu haben. Da stieß ich auf den Bericht einer Frau, die unter der Hormonspirale ähnliche Symptome entwickelt hatte. In Foren las ich von Schwindel, Ängsten, Panik, Depressionen. Obwohl Ärzte und mein persönliches Umfeld dagegen waren, beschloss ich, die Hormone auf eigene Faust abzusetzen. Nach und nach kam ich wieder an meine geistigen Ressourcen: Humor, Kreativität, produktive zielgerichtete Gedanken. Es stellten sich wieder positive Gefühle ein, ich wurde wieder dreidimensional.

Das Magazin Stern TV berichtet 2016 von der größten Untersuchung zum Thema Hormonpräparate in Dänemark mit über 1 Millionen Frauen. Das Ergebnis: Frauen, die hormonelle Verhütung anwendeten, bekamen 70 Prozent mal häufiger Antidepressiva verschrieben als Frauen, die noch nie mit Hormonen verhütet hatten; Frauen mit Hormonspirale sogar 90 Prozent mal häufiger. Bei jungen Frauen von 15 bis 19 Jahren stieg das Risiko mit der Pille, Antidepressiva nehmen zu müssen, um 120 Prozent, mit Hormonspirale um 300 Prozent. Das Suizidrisiko unter der Pille stieg um 90 Prozent, mit Hormonspirale um 190 Prozent.

Von natürlichen und künstlichen Hormonen

Warum bereiten uns synthetische Hormone zuweilen solche Probleme? Ich spreche mit Hormon-Coachin Rabea Kieß (Instagram: @rabea.kiess.hormoncoach). Sie hilft Frauen dabei, den Hormonhaushalt auf natürliche Weise in Balance zu bringen:

»Die Pille hat Nebenwirkungen auf Psyche, Stoffwechsel und Hormonsystem. Die künstlichen Hormone docken an unsere Hormonrezeptoren an. Dem Körper wird vorgegaukelt, es seien genügend Hormone da. Die körpereigenen Hormone können nicht mehr andocken, da die künstlichen Hormone die Rezeptoren wie Kaugummi in einem Schloss verstopfen. Und die künstlichen Hormone wirken nun mal nicht wie unsere natürlichen. In Pille und Minipille stecken auch keine Hormone im eigentlichen Sinne, sondern Medikamente mit hormonähnlicher Wirkung. Das ist ein Unterschied.«

Unser natürliches Progesteron ist unser Wohlfühlhormon, so Kieß. Es wirkt beruhigend, entspannend und angstlösend auf unser Nervensystem, weil es bestimmte Neurotransmitter aktiviert, die für gute Stimmung sorgen. In der Pille ist jedoch kein Progesteron, sondern das synthetische Gestagen. Dieses hat die beruhigende Wirkung leider nicht. Ganz im Gegenteil führt es eher zu Depressionen, wirkt sich zudem negativ auf den Blutzuckerspiegel aus und begünstigt so Insulinresistenz.

Pillen-Überforderung

Angst, Panik, Überforderung, Wassereinlagerungen, Brustspannen, Pickel, geringe Libido, Heißhunger – das sind alles Anzeichen von Progesteronmangel. Diese Anzeichen sind mir alle leider vertraut. Unter den Wassereinlagerungen hatte sich mein ganzer Körper verändert, einschließlich meines Gesichts. Ich sah über Monate so aus, als würde ich mit gefüllten Backen die Luft anhalten. Ich konnte meine Haare so oft waschen, wie ich wollte, sie waren immer strähnig, und meine Brüste fühlten sich permanent so an, als hätte ich damit einen Zwölftonner abgebremst.

Wie gut oder schlecht man mit synthetischen Hormonen zurechtkommt, liegt unter anderem an unseren Genen, erklärt mir Rabea Kieß. Vor allem die Leistungsfähigkeit unserer Entgiftungsorgane Leber und Darm spielen eine große Rolle. Denn künstliche Hormone belasten diese Organe, die durch die tägliche Pilleneinnahme kaum hinterherkommen, die körperfremden Stoffe abzubauen und sicher auszuleiten. Noch schwieriger ist es, wenn Ernährung und Lebensstil Leber und Darm zusätzlich belasteten, wie Alkohol, hoher Zuckerkonsum, nährstoffarme Ernährung, Rauchen oder chronischer emotionaler oder körperlicher Stress.

Geschwächte Entgiftungsorgane können auch nicht so gut das von der Schilddrüse hergestellte T4 in die aktive Form T3 umwandeln. Es kommt zu Anzeichen wie bei einer Schilddrüsenunterfunktion. Die durch die Pille gefürchtete Gewichtszunahme hängt mit einer geringeren Insulinsensitivität zusammen. Das Verlangen nach Zucker steigt, es kommt zur vermehrten Fetteinlagerung. Durch die Pille kommt man auch unweigerlich in eine Östrogendominanz, die selbst nach dem Absetzen eine ganze Weile anhalten kann.

Eine stressige Angelegenheit

Bei Endometriose-Patientinnen hat man eine Veränderung in der Hypothalamus-Hypophysen-Nebennieren-Achse, kurz HPA-Achse, beobachtet. Was hier so klingt, als müsse man eher zum TÜV als in die Arztpraxis, ist eine Art Regelkreis, in dem Hormon- und Nervensystem ineinander verwoben sind und das der Stressregulierung dient. Man vermutet, dass sich die Veränderung dieses Systems bei Endometriose-Patientinnen durch erhöhten chronischen Stress ergibt.

Ein Marker für Stress ist das Hormon Cortisol. Bei Betroffenen ist es langfristig zu niedrig. Hypocortisolismus nennt man dieses Phänomen, und es steht in Verbindung mit chronischen Entzündungsprozessen. Eine Veränderung der HPA-Achse ist dabei Kennzeichnen chronischer Schmerzen. Normalerweise ist der Cortisol-Spiegel unter Stress erhöht. Vermutet wird, dass Hypocorticolismus ein Selbstschutz des Körpers ist. Wenn durch chronische Stresssituationen länger zu viel Cortisol ins Blut gerät, versucht der Körper, sich vor den negativen Folgen selbst zu schützen und geht in die Unterproduktion.

Verschiedene Stressoren können die HPA-Achse aktivieren. Diese können körperlich sein – und jetzt kommt's: sie können durchaus auch

- emotional,
- psychologisch und
- sozial sein!

Stress aktiviert Endometriose

Stressoren, die man klassischerweise dem Bereich der Psyche zuordnet, können auf körperlicher Ebene zu Veränderungen intrazellulärer Signalweiterleitung führen. Man fand heraus, dass dies den gesamten Mechanismus der Stressregulierung beeinträchtigt mit einer veränderten Immunantwort – und diese Immunantwort kann die Endometriose aktivieren.

Eine japanische Studie von 2020 kommt zum selben Ergebnis und stellt die Frage: »Was ist zuerst da, Endometriose oder Stress?« Auch hier wird die Rolle der Entzündungen betont und die Effekte emotionalen Stresses auf beides, sowohl auf das Entzündungsgeschehen als auch auf das Wachstum der Herde.

Man pflanzte Mäusen Endometriose ein. Leider weiß ich nicht, wie die Mäuse unter Stress gesetzt wurden, die Rede ist von »Sozialstress«. Bei den gestressten Mäusen wurden die Endometriose-Läsionen jedenfalls größer. Zudem stieg die Konzentration an Zytokinen. Die Studie zeigte, dass emotionaler Stress nicht nur zum Endometriose-Wachstum führe, sondern auch zu einer Entzündungsreaktion am Fettgewebe, das die Gebärmutter umgebe. Oha!

Hormone sind Follower

»Es bringt wirklich nichts, am Hormon anzusetzen«, sagt mir Rabea Kieß in unserem Gespräch über hormonelles Ungleichgewicht. »Ernährung, Bewegung, Stress, Psyche, das sind die wichtigsten Faktoren. Du brauchst keine Heilpflanzen nehmen, wenn du deine Stressoren nicht bearbeitest. Wenn der Körper meint: ›Ich bin in Lebensgefahr!‹, dann interessiert den das alles gar nicht. Das ist das A und O zur Heilung und auch zur Hormon-Balance.«

Unsere Hormone sind Botschafter. Sie sprechen die Sprache des Körpers. Hormonelles Ungleichgewicht ist laut Kieß ein Zeichen dafür, dass der Körper nicht in Balance ist. Sie reagieren auf Erkrankungen und auf Entzündungen. Sie haben Auswirkungen auf Schilddrüse und Eierstöcke, das wiederum sorgt für eine Symptomverschlechterung. Sie arbeitet mit ihren Klientinnen an allen Aspekten gleichzeitig: Wie bewege ich mich? Wie belaste ich mich? Wie sind Lebensstil, Ernährung, Psyche?

»Wir leben so weit entfernt von unseren Bedürfnissen, für die unser Nervensystem und das Gehirn gemacht sind. Die sind im Grunde noch für die Bedingungen in der Steinzeit eingerichtet. Was passiert bei Stress? Der Zyklus kann ausbleiben, und das ganze Hormonproblem fängt an. Stressreduktion ist das Wichtigste. Heilung geschieht in Sicherheit – das entscheidet das Nervensystem. Daher arbeite ich viel mit Selbstreflexion. Wir schauen nach den Bedürfnissen. Was sind die Dinge, die dir Energie geben? Du musst dich selbst fragen und es aufschreiben, das ist wichtig. Wir haben die Antworten alle bereits in uns. Wir wissen alles, wir brauchen nur manchmal jemanden, der hilft, es auszugraben. Das ist die Aufgabe eines Coaches.«

Finde deine Stressoren!

Für Progesteronmangel ist die Hauptursache ebenfalls Stress, so Kieß. Progesteron und Cortisol teilen sich denselben Ausgangsstoff – das Pregnenolon. Bei Stress versucht der Körper, auf das Pregnenolon zuzugreifen, sodass es für die Progesteronbildung fehlt. Zudem besetzt es die Progesteronrezeptoren. Ein Körper im Dauerstress unterstützt auch weniger eine Schwangerschaft, denn er ist erst mal mit dem eigenen Überleben beschäftigt.

»Dann wird die Verdauung und die Schilddrüse runtergefahren, es werden einfach keine Hormone gebildet. Man hat keine Energie und ist nicht leistungsfähig. Deswegen ist es so wichtig zu erkennen: Was sind meine Stressoren?«

Diese Stressoren kommen meist weniger von außen, als wir denken. Es sind die eigenen Gedanken oder die Einstellung zum eigenen Körper, es kann auch eine unglückliche Beziehung sein. Macht dein Job dich glücklich? Werden deine Bedürfnisse gedeckt? »Dass Beziehungsprobleme etwas mit Zyklusbeschwerden zu tun haben können, wissen viele nicht. In meinem Coaching wird es eher zur Nebensache, was man da für Nährstoffe nehmen muss.«

Fragen, die du dir stellen solltest, sind:

WAS BELASTET DICH?
WAS LÄSST DICH NACHTS NICHT SCHLAFEN?
WOVOR HAST DU ANGST?

Die Suche nach meinem Thema

Ich erinnere mich an eine Begegnung auf einer Gesundheitsmesse kurz nach der Diagnose meiner Rezidive. Wir waren mit der SHG Bonn mit unserem Endometriose-Info-Stand dort. Ich vertrat mir die Beine in der Ausstellungshalle und schaute kurz bei der chronischen Darmentzündung vorbei. »Wovor hast du Angst?« Das war auch die Frage der Dame, die mich dort über den künstlichen Darmausgang aufklärte, den mir Ärzte in Aussicht stellten. Ich erzählte ihr von meiner Endometriose. Sie war darüber erstaunt, dass es eine Krankheit gibt, die ebenso den Darm befallen könne und von der sie noch nie zuvor gehört hatte.

Sie half mir zu verstehen, was es bedeutet, mit Stoma zu leben. Zudem gab sie mir Tipps, wie ich mich vor einer OP darauf vorbereiten könne und worauf zu achten sei. Sie sah die Panik in meinen Augen und stellte mir dann die Frage, wieso ich mit der Aussicht auf ein mögliches Stoma so Probleme hätte. Ich dachte in dem Moment: »Ist das denn nicht normal?« Dann erzählte sie mir, dass es eigentlich kaum Einschränkungen gäbe und listete mir sogar Vorteile auf. Am Ende schaute sie mich an und meinte: »Ich glaube, du musst dein Thema noch finden.«

Ganz unabhängig von dem Gefühl, dass ich es nach wie vor nachvollziehbar finde, dass der künstliche Darmausgang einem Respekt einflößt, haftete ihr Kommentar wie ein Post-it an meiner Seele. Was meinte sie mit »dein Thema«? Bis es mir klar wurde, sollten noch ein paar Jahre vergehen.

FAZIT

Bei Endometriose ist unser Körper ein reinster Jahrmarkt für Makrophagen und Zytokine. Wir haben es mit Entzündungsgeschehen satt zu tun. In der Forschung deutet einiges darauf hin, dass ein angeschlagenes Immunsystem, Entzündungen und Stress einer Endometriose mit Krankheitswert vorausgehen könnte. Im Hinblick auf das spätere Traumakapitel (→ Seite 121 ff.) erscheint es so zumindest nicht unwahrscheinlich, dass chronischer Stress wie durch ein Trauma zur Entwicklung einer symptomatischen Endometriose beitragen könnte.

Da Depressionen mit Schizophrenie und bipolarer Störung Cluster bildet, ist die Wahrscheinlichkeit gegeben, dass Entzündungen auch diese psychischen Störungen hervorrufen können. Nach erfolgreicher Schmerzbehandlung bei Endometriose konnte man bereits zeigen, dass psychische Symptome bis hin zu Psychosen teilweise verschwanden. Dies wäre eher ein Hinweis darauf, dass die Endometriose bestimmte psychische Störungen begünstigt, nicht umgekehrt.

Bei Depressionen mit gleichzeitig vorliegender Entzündungskrankheit ist die Wahrscheinlichkeit gegeben, dass herkömmliche Antidepressiva bei Endometriose-Patientinnen nicht effektiv sind.

Wie gut eine hormonelle Therapie vertragen wird, hängt unter anderem von genetischen Faktoren ab. Bei manchen Frauen trägt sie zur Ausbildung von Depressionen bei, sodass es gut wäre, den Einsatz von Hormonpräparaten im Einzelfall unter Berücksichtigung der Vorgeschichte psychischer Erkrankung zu diskutieren und über mögliche Nebenwirkungen aufzuklären.

IST DAS EIN SYMPTOM, ODER KANN DAS WEG?

Endometriose ist weit mehr als Menstruationsschmerz. Leider führt eine oft einseitige Darstellung zu Missverständnissen. Lasst es mich so sagen: Wären die Symptome ein Kleidungsstück, dann wären sie kein Schlüpper, sondern eher ein Ganzkörper-Neoprenanzug. Zudem sind sie unvorhersehbar und unberechenbar. Oft weiß man nicht: Gehört das jetzt zu meiner Endometriose, oder ist es was ganz Neues?

Das hat man schon mal

Die Symptome der Endometriose sorgen nicht selten für Verwirrung – bei uns selbst und leider noch bei zu vielen Ärzten. Da saß ich im zarten Alter von 15 vorm Dorf-Gynäkologen, und dieser meinte, die martialischen Schmerzen während der Menstruation seien völlig normal. Jede Frau hätte da so ihre Probleme. Ganz klar schwang die Einstellung mit, Frauen seien nun mal für Schmerzen geboren. Hätte ich ihm in dem Moment einen Apfel angeboten, er hätte wohl ein Kruzifix gezückt.

Wenige Jahre später beförderten mich wiederholte Nierenentzündungen unters Röntgengerät. Man sah eine Verengung unter der rechten Niere. Die nobelpreisverdächtige Diagnose: »Das kann schon mal sein!« Statt Arzt, Arzthelferin und Radiologe hätte man mir gleich das Kölner Dreigestirn vor die Nase setzen können: »Dat hät mer allt ens!« Weitere zehn Jahre später kratzte man schließlich meinen Harnleiter an der Stelle von Endo frei. In all den Jahren vor der Diagnose hörte ich irgendwann auf der Strecke resigniert auf, den Dingen weiter auf den Grund gehen zu wollen, sondern war mehr und mehr davon überzeugt, dass ich selbst einfach nicht mehr alle Pillen im Blister hatte.

So vergingen die Jahre, der Schmerz leider nicht. Stattdessen kamen mehr Symptome hinzu, die ich als Sonderlichkeit meiner anscheinend neurotischen Persönlichkeit und meiner verkorksten Anatomie zuschrieb. Immer wieder erlebt man, dass man nicht ernst genommen und angezweifelt wird und irgendwann hört man vor Scham sowieso auf, sich mitzuteilen, und geht in ein stilles Leiden. Es wundert da wenig, dass sogar der Titel einer Studienarbeit zur Endometriose von 2020 lautet: »Die einsamste Krankheit, die ich mir vorstellen kann«.

Verschwendete Jahre

Die Zeit, die man planlos mit seinen Symptomen durch die Gegend läuft, hat psychisch bereits enormen Einfluss auf Selbstbild und Selbstwertgefühl. Meine Geschichte ist kein Einzelschicksal. Vom ersten Anzeichen bis zur Diagnose vergehen weltweit im Schnitt 8,9 Jahre! Fast ein Jahrzehnt, in dem jungen Mädchen und erwachsenen Frauen die Rückmeldung ihrer eigenen Körper nicht geglaubt wird.

Und das ist nur der Durchschnitt. Es gibt Betroffene, die über 30 Jahre im Dunkeln tappen. Drei Jahrzehnte! In Top-Ten-Hits ausgedrückt ist das eine Spanne von Abbas »The Winner Takes It All« bis »Bad Romance« von Lady Gaga. Das Schlimme ist, dass wir in dieser Zeit den Glauben an uns selbst verlieren. Sollte der Schmerz irgendwann genommen und die körperliche Seite der Erkrankung einigermaßen gebändigt sein, so bleibt immer noch die Aufgabe, das marode Selbstbild neu zusammenzulöten, das in vielen Fällen nur noch eine Perfect Illusion ist.

Eine amerikanische Studie ermittelte, dass es sowohl an den Patientinnen als auch an den Ärzten liegt, wenn Endometriose so lange unentdeckt bleibt. Patientinnen warten im Schnitt 3,8 Jahre, bis sie nach den ersten Symptomen medizinische Hilfe in Anspruch nehmen. Das kommt daher, weil die Betroffenen oftmals nicht zwischen normalen und krankhaften Symptomen unterscheiden können. Sie sehen sich mehr als die »Unglücklichen«, die nun mal eine schmerzhafte Menstruation erwischt haben, und nicht als die »Kranken«. Das hat häufig mit einer Normalisierung durch das Umfeld zu tun (»Stell dich nicht so an, Tante Uschi hat das auch!«). Zudem weiß das Umfeld auch nichts von Endometriose, und so kommt das Thema erst gar nicht auf. In den meisten Kulturen gehört es zur Menstruations-Etikette, nicht über diese zu reden. (Ich würde mal behaupten, in so ziemlich allen Kulturen).

Die Diagnoseverzögerung durch die Ärzteseite macht im Schnitt noch mal 5,7 Jahre aus. Auch sie normalisieren unsere Probleme. Die Studie spricht von einem regelrechten »Widerstand zur Überweisung«. Und wenn Überweisungen ausgehändigt werden, dann oftmals zum falschen Experten. Allgemeinmediziner haben entweder keine Ahnung oder schmeißen mit Endometriose-Mythen nur so um sich (»Werden Sie schwanger, dann geht das weg« etc.).

Unterschätztes Leiden

Die Ironie: Selbst mit der Diagnose wird einem häufig nicht geglaubt, dass es einem schlecht geht. Frau Dr. Dittmar erwähnt mir gegenüber im Interview: »Zucker, Bluthochdruck, Herzinfarkt, Krebs etc. das verstehst du, aber Endometriose verstehst du einfach nicht als Außenstehender. Da heißt es immer: Stell dich nicht so an! (...) Kennen wir von der Mutter, von der Großmutter. Viele wissen gar nicht, was das ist. Du fühlst dich ja auch alleingelassen, weil es so ein fremder Begriff ist. Und wenn du mal damit anfangen willst, es zu erklären, dann heißt es: Och du, ich hab keine Zeit.«

Man hört uns nicht zu. Kann ja nicht so doll sein, es ist ja kein Krebs. Doch die Auswirkungen der Endometriose auf die gesundheitsbezogene Lebensqualität auf körperlicher Ebene können laut einer britischen Studie von 2011 durchaus mit denen von Krebspatientinnen verglichen werden! Dieser Effekt sei umso größer, je stärker die Schmerzen und je fortgeschrittener die Erkrankung sei. 2007 erschien ein Artikel in der Fachzeitschrift »Geburtshilfe und Frauenheilkunde« unter Mitwirkung der Gesundheitsökonomin Iris Brandes, in dem betont wird: Die Betroffenen sehen ihre psychische Lebensqualität deutlich stärker gemindert als Vergleichsgruppen von Rheuma- oder Krebspatientinnen.

Gynäkologisch und doch überall?

Symptome, die alle im Zusammenhang mit einem angeschlagenen Immunsystem und systemischen Entzündungen stehen, werden von vielen Ärzten nicht in Zusammenhang mit der Endometriose gebracht. Dabei geraten die Zytokine in unseren Blutkreislauf, und somit auch in andere Teile des Körpers, wie Forschungsarbeiten bereitszeigen konnten. Laut der australischen Gynäkologin Dr. Alison Hey-Cunningham gibt es bei Frauen mit Endometriose Hinweise auf eine generelle Entzündung und Immunreaktionen, nicht nur im Bereich des Beckens.

Ich kenne so viele Betroffene, die sich gar nicht mehr trauen, bestimmte Beobachtungen bei Ärzten anzusprechen. Man taucht in eine Art medizinischen Untergrund ab, trifft sich heimlich und tauscht sich hinter vorgehaltener Hand aus. Fehlt nur noch, dass man in Trenchcoat und Sonnenbrille beginnt, heimlich mit Antihistaminika zu dealen.

Knacken im Kopf

Vor einigen Monaten saß ich mit einer schottischen Endo-Schwester beim Frühstück, und während ich mir eine Gabel Käsekuchen in den Mund schob, präsentierte sie mir hinter vorgehaltener Hand Fotos von ihrem blutigen Auswurf. Blass um die Nase betrachtete ich mir ihre private Dokumentationen, und im Verlaufe des Gesprächs entwickelten wir unsere Theorien.

Theorien, von denen wir wussten, dass es den meisten Gynäkologen das Nackenhaar unterm Kittel sträuben würde.

Ist wirklich alles so abwegig, was man bei so einer Begegnung bespricht? Wenn man wie wir seit fast schon 30 Jahren im Endo-Geschäft ist, redet man zumindest schon lange nicht mehr über die Menstruation. Ich erzählte ihr von einem Erlebnis auf einer Flugreise. Der Flieger hob ab, und während wir gen Wolken schossen, machte es in meiner Stirn über meinem linken Auge »Knack!«. Ich konnte es richtig hören, und es fühlte sich an, als hätte sich an der Stelle etwas gelöst. Als ich meiner Bekannten gerade davon berichtete mit den Worten: »... and in my head, I heard it ...«, beendete sie den Satz für mich: »Pop! It pops, right?!« Sie sprach auf das Knacken an und machte mir verständlich, dass sie dieses Phänomen kenne. Und sie erzählte mir vom Blut, das während ihrer Periode aus Nase und Lunge kommt.

Manchmal habe ich auch ein bisschen Nasenbluten, dachte ich. Bisher hatte ich noch nicht darauf geachtet, wann das bei mir einsetzt. Bis sich vor wenigen Tage meine Periode durchkämpfte. Erstes Symptom, das ich dann häufig habe: Es sticht an der Stelle über meinem linken Auge. (Die Stelle, an der sich übrigens eine dicke Beule gebildet hatte, nachdem ich die erste Injektion Wespengift gespritzt bekommen hatte – Zeichen einer dahinterliegenden Entzündung. Nur mal so am Rande. Aber auch darüber ging der Arzt damals hinweg.) Also, ein Stechen, am nächsten Tag stand ich völlig neben mir, und abends war wieder ein wenig Blut im Taschentuch, kurz darauf kam dann die Menstruationsblutung.

Haben meine Bekannte und ich etwa kleinste Entzündungsherde in den Stirnhöhlen oder in der Nase, die durch die Hormonschwankungen getriggert werden? Eine andere Bekannte mit Endometriose hat während ihrer Periode immer Zahnfleischbluten und wird von ihrem Arzt regelmäßig ausgelacht, weil sie einen Zusammenhang vermutet. Was ist es nun – blühende Fantasie oder blühende Entzündungsherde?

Man lacht uns aus, verdreht die Augen, schnaubt verächtlich. Niedergeschmettert kommt man nach Hause und fragt sich, ob man die Dinge vielleicht wirklich überbewertet. Man entschließt sich, dem allem nicht mehr auf den Grund gehen zu wollen und mit dem Töpfern anzufangen. Dann stolpert man über einen Artikel mit der Aussage: »Man hat herausgefunden, dass Endometriose und schwere Parodontose assoziiert sind«, steckt die Nase in Forschungsartikel, und das Töpfern wird einem wieder herzlich egal.

My Body is a freaking Wonderland

Es gibt eine Reihe an Symptomen und Begleiterkrankungen, die mit der Endometriose zusammenhängen können und von denen jedes für sich allein genommen schon das psychische Konto belastet. Wenn man eine Baustelle schließt, öffnen sich am anderen Ende des Körpers zwei neue. Oft werden sie von Ärzten nicht in Zusammenhang mit der Endo gesehen. Man behandelt uns immer noch vornehmlich als rein gynäkologische Patientinnen. Hier nur ein paar Beispiele:

Migräne

Eine französische Studie von 2020 zeigt einen eindeutigen Zusammenhang zwischen Migräne und Endometriose. Das Endometriose-Risiko, vor allem für Endometriome und tief-infiltrierender Endometriose, ist bei Frauen mit Migräne so signifikant erhöht, dass die Wissenschaftler sogar vorschlagen, bei Migräne-Patientinnen automatisch ein Endometriose-Screening durchzuführen, um die Erkrankung früh genug zu entdecken!

Mir lachte der Neurologe damals ins Gesicht, als ich den Zusammenhang bei mir vermutete, und meinte, ich solle nicht so viel lesen. An dieser Stelle möchte ich aus einer Abhandlung der Association for Art History in London zitieren: »In der gesamten modernen Geschichte wurde die Figur der Leserin als potenziell subversiv oder gefährlich wahrgenommen, als Bedrohung der häuslichen Ordnung.« Da war sie also wieder, die »schwierige« Patientin.

Fatigue

Dr. Alison Hey-Cunningham, Expertin für Frauengesundheit, stellt auf einer Veranstaltung der australischen Endometriose-Vereinigung eine interessante Statistik vor: Das Risiko für Fatigue – dem chronischen Erschöpfungssyndrom – sei bei Endometriose um fast 200-mal erhöht, das für Nasenneben- und Stirnhöhlenentzündung 20-mal.

Fatigue ist das übersehene Symptom der Endometriose. Dr. Seckin klärt in seinem Buch auf, dass es sich dabei nicht einfach nur um Müdigkeit handle. Nein, es ist eine körperliche Erschöpfung, die auf den biochemischen Cocktail in unserem Körper zurückzuführen ist, allen voran die Zytokine. Dabei sind Frauen mit schmerzhafter Endometriose eher betroffen. Genauso wie der Schmerz ist auch Fatigue unabhängig vom Grad der Endometriose.

Diese Art der Erschöpfung ist nicht mit normaler Müdigkeit nach einem langen Tag zu vergleichen. Es fühlt sich eher so an, als hätte man einen Betäubungsschuss versetzt bekommen und müsse seinen Alltag bewältigen, obwohl sich das Schlafmittel langsam im Körper ausbreitet. Diese Erschöpfung wurde mir nie geglaubt. Ich habe nur zu hören bekommen: »Wir werden alle nicht jünger.«

Schilddrüse

Stress und chronische Krankheit können die Schilddrüsen-Hormone rT3 und T3 aus der Balance bringen. Diese Disbalance findet man sowohl bei Endometriose als auch bei Depressionen. Leider werden diese Hormone selten bei der Schilddrüsenuntersuchung getestet. So hat man einen unauffälligen Befund, und zeigt doch Symptome einer Schilddrüsenunterfunktion, wie etwa depressive Verstimmung, und Müdigkeit.

Magnesiummangel

Mit Endometriose hat man oft Magnesiummangel. Kommen wir noch mal zur HPA-Achse. Wie wir bereits wissen, ist deren Überaktivierung mit Entzündungen und Schmerzen verbunden. Magnesium – wenn es denn vorhanden wäre – könnte dabei helfen, die Botenstoffe abzudämpfen, die durch Stress hier ausgeschüttet werden. Nur zu dumm, dass es von Östrogen »aufgefressen« wird, und Endometriose produziert selbst Östrogen. Was hier auf körperlicher Ebene abläuft, hat mal wieder Auswirkungen auf psychischer Ebene: depressive Verstimmungen, Reizbarkeit, Schlafstörungen.

Candida

Der Sommer 2018 hatte es in sich. Ich war noch nicht lange in meinem neuen Job. Das Team wurde neu gestaltet, Prozesse aufgesetzt, es gab viel zu tun. Eines Tages suchte ich die Praxis eines Allgemeinmediziners in einer verwinkelten Gasse Edinburghs auf. Ich hatte keine Halsschmerzen, aber ein sehr seltsames Gefühl beim Schlucken. Mund auf, Holzspachtel rein, Augenbraue hoch. Der Arzt wirft den Spachtel in den Mülleimer, streift sich die Handschuhe von den Händen und sagt: »Kann es sein, dass Sie in letzter Zeit massivsten Stress hatten?« Na ja, meine Güte, denke ich – das Leben eben. »Sie haben einen Candida-Befall im Hals. So was sieht man nur nach langem Einsatz von Antibiotika oder bei Krebspatienten!«

Ich glaube, man unterschätzt, wie sehr das Immunsystem von Endometriose-Patientinnen in Anspruch genommen sein kann. Wiederholte Überwucherungen mit dem Hefepilz sind bei Endo wohl häufig. Vor allem der uns allen so angenehme Scheidenpilz macht sich gern bemerkbar. Eine Studie ermittelte, dass Frauen mit wiederkehrender vaginaler Candidose (der smarte Begriff für Scheidenpilz) häufiger an klinischen Depressionen litten, weniger Selbstwertgefühl hätten und ihr Leben als stressiger empfanden. Auch hier muss man wieder sagen: Was sich körperlich ausdrückt, drückt sich ebenso psychisch aus.

Reine Nervensache

»Der psychologische Schaden, den [die Symptome] bei mir verursacht haben, ist immens. Es ist schrecklich (...) Ich fühle mich, als ob ich nicht einmal eine Frau wäre. Was ist der Sinn, überhaupt eine Frau zu sein? Ich habe das Gefühl, dass mir ein Teil des Menschseins verwehrt wird. Wenn jemand zum Beispiel nicht auf die Toilette gehen kann, ist das eine grundlegende menschliche Handlung und Funktion, und das wurde mir verwehrt.«

Zitat aus einer Abhandlung zur Lebensqualität mit Endometriose

Vor ein paar Jahren hat eines der größten Rockfestivals Deutschland in meinem Heimatdorf stattgefunden. Ich habe Fotos ehemaliger Schulfreundinnen im bunten Treiben gesehen und war fasziniert. Nicht von den weltberühmten Bands, dem riesigen Gelände oder der Menge an Leuten. Nein. Aber eine meiner alten Schulkameradinnen hielt auf einem Foto einen riesigen Bierbecher in der Hand. In meinem Kopf rechnete ich: 300 Milliliter Bier – das sind in einer halben bis dreiviertel Stunde etwa vier Toilettengänge. Davon die ersten drei in einem Abstand von etwa sieben bis zehn Minuten. Die Wartezeit vor einer Dixi-Klo-Einheit geteilt durch meine Endo-Blase zum Quadrat ist gleich: Ich bleibe zu Hause!

Psychose oder Beckennerv?

Prof. Dr. Possover ist Experte für Neuropelveologie (alles, was die Nerven im Becken betrifft). In seinem Blog schreibt er, tief-infiltrierende Endometriose der Beckennerven, vor allem an Ischiasnerv und Sakralnerv, sei völlig unterdiagnostiziert. Eine Entzündung dieser Nerven könne sich auf Stuhlgang, Urinieren und Sexualfunktionen auswirken. Es käme zu Symptomen an Organen, ohne dass diese direkt befallen sein müssten. Ebenso könne es zu vegetativen Störungen kommen, wie zum Beispiel einer reduzierten Speichelproduktion, erweiterten Pupillen, verstärktem Schwitzen oder Herzklopfen. Viele Medizinerinnen seien von all dem verwirrt und ordneten alles fälschlicherweise in die psychosomatische Schublade ein.

Psychischer Stress könne durchaus über die Aktivierung der befallenen Nerven die Symptome auslösen, schreibt Possover. »So werden Patientinnen mit Endometriose zu oft und zu Unrecht als instabil oder gar psychotisch bezeichnet. (…) Diese Störungen sind eine Folge und schon gar nicht ein Grund dafür, dass diese Frauen nicht ernst genommen werden.«

Forschungsarbeiten zu den psychologischen und sozialen Folgen der Endometriose kommen immer wieder zum Schluss, dass wir Patientinnen mehr emotionale und soziale Unterstützung bräuchten. Eine Studie schlägt unter anderem Berufsberatung für Betroffene vor. Mir fällt da gleich wieder eine Situation auf dem Arbeitsamt ein. Nachdem ich einem Mitarbeiter von unberechenbaren, täglichen Schmerzen erzählt hatte, drückte dieser mir nur eine Broschüre für Unternehmensgründer in die Hand mit den Worten: »Dann machen Sie sich halt selbstständig, dann können sie die Arbeit um die Symptome herum gestalten.« Endometriose wird im Englischen nicht umsonst »A Social Disease« genannt …

FAZIT

Endometriose ist eine Ganzkörpererkrankung. Symptome sind nicht immer eindeutig zuzuordnen. Bei uns Patientinnen führt diese Ungewissheit zu weiterer emotionaler Belastung. Zudem führt es zu mehr Begegnungen in Gesellschaft und im medizinischen System, bei denen man mal wieder nicht ernst genommen wird. Es wäre wünschenswert, wenn alle medizinischen Fachrichtungen in der Ausbildung über die möglichen Auswirkungen der Krankheit unterrichtet würden.

AUSSER BETRIEB – PSYCHOSOZIALE ASPEKTE DER ENDOMETRIOSE

Wenn man es mal genauer betrachtet, fragt man sich, wie man mit Endometriose keine Depressionen und Ängste entwickeln soll: Entzündungen, mögliche Nebenwirkungen von Medikamenten, weitere körperliche Disbalancen und der Verlust des Selbstvertrauens, weil einem nicht geglaubt wird. Für mich ist die Beeinträchtigung der psychischen Gesundheit fast schon ein Zeichen dafür, dass alles mit uns in Ordnung ist. Denn sind es am Ende nicht »normale« Reaktionen auf eher »unnormale« Umstände?

Nicht gesellschaftsfähig

Nach dem sogenannten biopsychosozialen Depressionsmodell verstärken psychosoziale Aspekte wie Unsicherheit, finanzielle Nöte, soziale Isolation und damit verbundene Ängste und Sorgen zusätzlich die Anfälligkeit, Depressionen zu entwickeln.

Als Endometriose-Patientin lebt man in einer Gesellschaft, die diese Erkrankung weder kennt, noch in irgendeiner Weise auf sie vorbereitet ist. So wird das Umfeld zur Arena in einem gleichzeitigen Kampf nach innen mit der Erkrankung an sich und nach außen im Ringen um Verständnis und Unterstützung. Man weiß gar nicht, in welche Richtung man seine Energie eher ausrichten soll. Die Doppelbelastung hat mich immer wieder in einen defizitären Zustand mit zwangsläufiger Erschöpfung geführt. Es mag komisch klingen, aber ich hatte immer das Gefühl, dass man mich einfach nicht krank sein lassen wollte.

GYNÄKOLOGE: »GEHEN SIE DOCH MAL EINEN KAFFEE TRINKEN!«
MANN: »DU BIST DOCH JETZT OPERIERT, JETZT IST DOCH ALLES WIEDER GUT!«
MUTTER: »UND WENN DU JETZT DOCH EINE DOKTORARBEIT SCHREIBST?«
KOLLEGIN: »ENDOMETRIOSE HATTE ICH AUCH SCHON MAL. WURDE WEGGESCHNITTEN, DANN HATTE SICH DIE SACHE.«
FREUNDIN: »VERSTECK DICH NICHT HINTER DER KRANKHEIT!«
ARBEITSAMT: »DANN MACHEN SIE SICH DOCH SELBSTSTÄNDIG!«
SOZIALARBEITERIN: »HERZLICHEN GLÜCKWUNSCH, SIE HABEN DAS LOCH IN UNSEREM SOZIALEN NETZ GEFUNDEN. DA KANN MAN NICHTS MACHEN.«
KRANKENKASSE: »KURANTRAG ABGELEHNT!«

Wer ist John Ritter?

Ich erinnere mich kaum an eine Phase in der Blüte meiner Endo zwischen 28 und 38, in der ich in sozialen Situationen nicht vollkommen überfordert war. Kennst du John Ritter? Eben! John Ritter war ein US-amerikanischer Schauspieler, der in vielen berühmten Produktionen mitgespielt hatte, in denen prominente Schauspieler mitwirkten, die es zu Glanz und Berühmtheit geschafft haben, so etwa »Panic« mit Donald Sutherland, »Wahre Männer« mit James Belushi oder »Bad Santa« mit Billy Bob Thornton. Der Name John Ritter sagt einem meist nichts – er ist der Inbegriff des Statisten.

Ich war der John Ritter der Gartenpartys! Immer dabei, wenn schon wieder jemand eine Familie gegründet oder ein Haus eingeweiht hatte. Selbst konnte ich mein Leben nicht aktiv gestalten und dementsprechend nicht mitreden, sondern hab immer alles nur freundlich abgenickt. Immerhin, ich füllte das Gruppenfoto ...

Weil man sich dessen bewusst ist, dass sich die meisten Leute erst jenseits des Rentenalters über »Wehwehchen« unterhalten möchten, versucht man, Schmerz und Schwindelgefühl wegzusmalltalken, und so zu tun, als hätte man ein Leben außerhalb der Erkrankung. Nur gibt es bei Endometriose kein Außerhalb. Während du das neu eingerichtete Kinderzimmer oder den frisch gepflanzten Rhododendron mit untermalenden Geräuschen bewunderst, zündet die Endometriose auf deinem Beckenboden, und du überlegst, ob so ein Rhododendron wohl eingehen mag, wenn man sich auf ihm erbricht.

Ich glaube, das ist das Besondere an Endometriose unter den chronischen Erkrankungen: Die Symptome können sich in manchen Fällen *immer* zeigen. Als die Endo bei mir so richtig aktiv war, gab es keine Verschnaufpausen – keine Minute – und das über Monate hinweg.

Der Elefant und das Selbstvertrauen

Laut einer australischen Studie von 2014 erleben bis zu 48 Prozent der Betroffenen eine Beeinträchtigung ihres Soziallebens. Die Beeinträchtigungen kommen durch die Schmerzen, durch Erschöpfung und den Bedarf, Zugang zu einer Toilette zu haben. (Richtig, damit bist du nicht allein!) Wenn man mal rausgeht, gaben viele Betroffene an, sich trotzdem nicht unters Volk mischen zu können. In Gedanken ist man dann doch mit seinem Zustand beschäftigt. Das gibt wenig Selbstvertrauen.

Was heißt hier »in Gedanken«? Es ist doch eher umgekehrt: Der Zustand ist es, der mit einem beschäftigt ist. Blase, Darm, Nieren, Nasennebenhöhlen, Lunge, Bronchien, Haut, Rücken, Eierstöcke – irgendwas gibt immer einen Funkspruch ab. Man kennt dieses Gedankenexperiment: Jetzt denk mal nicht an einen rosa Elefanten! Bei der Endometriose ist das Experiment ein anderes: Ein Elefant stellt sich auf deinen Fuß. Und *jetzt* denk mal nicht an den Elefanten. Das ist gleich ein ganz anderes Konzept.

Ich weiß, wovon ich rede, denn vor einigen Jahren ist der Elefant endlich von meinem Fuß gestiegen. Es ist ein ganz anderes Selbstverständnis, sich durch den dreidimensionalen Raum zu bewegen. Man erlebt sich als Ganzes, nicht nur als die Teile, die einen gerade quälen. Wenn ich keine Symptome habe, denke ich auch nicht an meine Organe. So einfach ist es.

Sind wir zu krank, sind sie zu schwach

Ich schaue mir ein Video der Trauma-Therapeutin Dami Charf (Instagram: @damicharf) an. Es trägt den Titel: »Warum wir manchmal weder Mitgefühl noch Empathie bekommen.« Charf meint, wir leben in einer »täterzentrierten« Gesellschaft. Wenn du auf der Opferseite bist, dann herrscht die Einstellung, dass du wahrscheinlich etwas getan hast, um dies verursacht zu haben. Dir wurde das Fahrrad geklaut: »Hattest du es denn nicht angeschlossen?« Eine Vergewaltigung ist geschehen: »Warum ging sie auch allein im Dunkeln raus?« Es gibt eine Dynamik dahinter – und die heißt Schmerzabwehr.

Wenn das Opfer selbst »schuld« ist, dann kann man ja etwas tun, was es bei einem selbst verhindert, so die Vorstellung dahinter. Menschen entwickeln kein Verständnis – aus reinem Selbstschutz. Sie haben Angst vor Krankheit und Verletzlichkeit. Mit Endometriose weht uns diese Dynamik scharf entgegen: »Du musst halt gesünder essen!« – »Du musst halt mehr Sport machen!« – »Geh doch mal zur Akupunktur!« – »Wir werden alle nicht jünger« etc. Im Grunde genommen sind nicht wir diejenigen, die für unsere Erkrankung zu schwach sind …

Achtung, Gefahr: Die kinderlose Frau!

»Auf natürliche Weise werden Sie wohl nicht mehr schwanger werden. Da müssen Sie wahrscheinlich durch eine Kinderwunschbehandlung. Und ob eine Schwangerschaft nach dieser OP bei Ihnen noch anzuraten ist, ist fraglich.« Das war der Moment, in dem ich sofort mit dem Thema abgeschlossen hatte, im Entlassungsgespräch nach meiner ersten OP. Da war ich gerade mal 28. Mein Bedürfnis nach körperlicher Unversehrtheit war größer als mein Kinderwunsch. Für mich persönlich eine leichte Entscheidung, auch wenn es in der Folge nicht immer leicht war, mit dieser Entscheidung zu leben.

Kinderlose Endometriose-Patientinnen, die glauben, dass kinderlose und unfruchtbare Frauen von anderen weniger geschätzt werden, zeigen höhere Werte bei Angst und Depressionen sowie eine schlechtere allgemeine psychische Gesundheit und ein miserables Selbstwertgefühl.

Nun ja, was heißt hier »glauben«? Weiblichkeit basierend auf sexueller Reproduktion ist tief ins kollektive Unterbewusstsein eintätowiert. Eine Frau, die kinderlos ist, ist so suspekt wie eine einsame Tasche am Bahnhof. Es ist ein Stigma, das man überall mit hinschleppt, so etwa in Besprechungsräume: Kollegin 1: »Und, wie geht es den zwei Jungs?« Kollegin 2: »Alles prima. Und deiner Kleinen?« Es folgt ein kurzer Kindergarten-Plausch. Dann fallen die Blicke auf mich. Betretenes Schweigen. Ich spüre förmlich das Ringen nach einem kurzen Einführungs-Small-Talk-Thema, das einfach nicht gefunden werden will. Herrje, das Wetter, Wochenendunternehmungen, das Kantinenessen, der Brexit, Klimawandel – fällt einem wirklich nichts ein? Nein, tut es nicht. Ganz schön einsam hier abseits des Feuers.

Frauen mit Endometriose werden ja schon im Allgemeinen nicht gern in Arztpraxen gesehen. Eine Frau mit Endometriose *ohne* Kinderwunsch ist da der absolute Supergau. Der kann man ja gar nicht helfen! So wird uns eingeredet: Die Frau ist schuld an ihrer Endometriose, weil sie (noch) kein Kind bekommen hat. Kate Seear bemerkt zu dem Thema: Zeitungsartikel, die die Geburt eines Kindes trotz Endo zelebrieren, suggerierten, dass mit der Ankunft des Kindes das Leiden vorbei sei. Frauen, die nicht reproduzierten, würden als »Störung« gesehen. Na prima!

»Warum bist du immer so müde, Mama?«

Die Erfüllung des Kinderwunsches bei einer Endometriose, bei der es mit einer Schwangerschaft erst nicht geklappt hat, ist natürlich wunderbar! Aber es ist nicht das Ende der Endometriose-Fahnenstange. Endometriose und Kinderwunsch ist ein Thema, das sehr oft besprochen wird. Doch wer denkt an die armen Geschöpfe, die schlapp über Spielplatzbänken hängen und von Elternabenden auf allen Vieren nach Hause kriechen wie nach einer Runde Jumanji? In einer Studie von 2010 gaben 45 Prozent der Betroffenen an, dass sich die Endometriose negativ auf die Kinderbetreuung auswirke.

Kamila Lichtenhagen ist Gründerin der Selbsthilfegruppe Hilden (Instagram: @EndoChameleo). Sie erzählt mir von ihren Erfahrungen, die sie als Endometriose-Patientin und Mutter von zwei Töchtern (10 und 14 Jahre alt) gesammelt hat. »Ich möchte niemanden mit Kinderwunsch vor den Kopf stoßen und erst recht nicht jemandem den Kinderwunsch absprechen. Aber ich möchte schon, dass man sich über die ein oder andere Sache bewusst ist und sich vielleicht so besser auf alles vorbereiten kann«, sagt sie.

Nach den Schwangerschaften fing es an

Kamila vermutet, dass sie bereits vor der Geburt ihrer Kinder Endometriose hatte. Die Schmerzen begannen jedoch erst nach den Schwangerschaften. »Früher hatte ich immer starke Blutungen. Ich war oft schlapp und dachte, ich gehöre halt zu denen, die Pech haben.«

Kamila erlebte Situationen, in denen ihr Körper einfach nicht mehr mitmachte. Einmal konnte sie ihr Kind noch schnell auf den Wickeltisch legen, bevor sie nach hinten wegkippte. Ihr Mann hatte sie gerade noch auffangen können. »Das sind Momente, nach denen niemand fragt. Das will auch keiner hören«, sagt sie.

Kamila erzählt mir, wie man direkt nach der Geburt funktionieren muss, das Kind anlegen und stillen, ob man geschlafen hat oder nicht. Auch jetzt, wo die Kinder größer sind, steht immer etwas an: Wenn die Kinder nachts etwas haben, Elternsprechtage, Termine, das Spektrum ist enorm. Wenn ihr Mann auf der Arbeit ist, ist sie acht Stunden quasi alleinerziehend, mit Haushalt, Einkaufen, Kochen, und allem, was dazu gehört. »Es ist eine gigantische Aufgabe, wenn in deinem chronischen Leiden ein anderes Lebewesen da ist, für das du verantwortlich bist. Ich habe bis heute Phasen, in denen ich sagen muss: Mama kann einfach nicht mehr!«

Wir brauchen mehr Angebote für Mütter und Kinder

In einer Verhaltenstherapie hat Kamila gelernt, ihre Kräfte besser einzuteilen. »Ich bin chronisch krank, und die Endo bestimmt, was ich noch leisten kann, und das sind keine 100 Prozent.« Unterstützung erhält sie durch ihren Mann und ihre Mutter. Was sie am meisten belastet, ist, ihre Situation in ihren Kindern widergespiegelt zu bekommen. »Meine Töchter machen sich natürlich Sorgen um mich. Die sehen, was passiert, das macht was mit ihnen. Schlimm ist es, wenn ich wieder ins Krankenhaus muss und sie damit zurechtkommen müssen. Die psychische Begleitung ist da immer wieder wichtig. Man muss den Mut haben, die Dinge anzusprechen und sich Hilfe zu holen.«

In der psychosozialen Versorgung unterscheiden sich die Bedürfnisse von Kinderwunschpatientinnen und von Müttern mit Endometriose. Was ist mit Haushaltshilfen, Mutter-Kind-Kuren oder Wiedereingliederungshilfen für Mütter mit Endometriose? Was ist mit Unterstützung von Kindern der Betroffenen? Es gibt bereits zahlreiche Angebote für Kinder krebskranker Eltern, von psychologischer Beratung über Sozialberatung bis hin zu Kunsttherapie. So etwas fehlt bei Endometriose noch völlig. Ich finde, es ist an der Zeit, *alle* Betroffenen ums Feuer zu versammeln.

Arbeit und Alltag

Es sind nicht nur die »großen« Themen, die mit Endo eine Herausforderung darstellen. Ich scheine nicht die Einzige zu sein, für die das Staubsaugen der Wohnung eine Zeit lang der persönliche Mount Everest war. Man konnte zeigen, dass die psychische Belastung von chronischen Schmerzpatientinnen nicht primär durch die Schmerzen an sich herrührt, sondern durch die mit ihnen einhergehenden alltägliche Einschränkungen und Beschwerden.

Bis zu 61 Prozent der Endometriose-Betroffenen haben Schwierigkeiten mit der Mobilität, den täglichen Aktivitäten und/oder der Selbstversorgung. Frauen mit Endometriose büßen zwischen 2,3 und 10,1 Stunden die Woche an Produktivität im Haushalt ein. Zu Männererkrankungen, wie etwa Prostatakrebs, habe ich vergleichbare Studien nicht gefunden. Dafür gibt es aber eine Untersuchung, die zeigt, wie viele Stunden die *Partnerinnen* von Prostatakrebs-Patienten im Haushalt mehr aufwenden müssen. Da fällt mir doch glatt das Kartoffelschälmesser aus der Hand ... Der Haushalt ist natürlich ein Teil unseres alltäglichen Lebens – aber ich finde es durchaus bezeichnend, dass es keine Erkenntnisse über Endometriose und Studium und Ausbildung gibt. Immerhin, es gibt ein paar Informationen zum Thema Arbeitsleben.

Ich lebe das Leben rückwärts

Anfangs hier in Schottland musste ich für meinen neuen Job ein paar Mal nach Deutschland fliegen. Als ich an einem Freitagabend mal wieder meinen Koffer die Treppen zur S-Bahnstation runterschleppte, kam mir dieser Gedanke: »Das hätte ich vor ein paar Jahren, als die Endo noch aktiv war, alles nicht mitmachen können.« Wie soll man das Menschen erklären, die die Krankheit nicht verstehen? Wie soll ich es erklären, dass ich in jungen Jahren nicht leistungsfähig war? Wie soll man erklären, dass einfach alles von der Endometriose abhängt? Die Fähigkeit, zu arbeiten, zu reisen, in die Stadt zu gehen, einkaufen zu gehen, zu essen, zu schlafen ...

Was ich mir in den letzten schmerzfreien Jahren auch bewiesen habe: Ich war nie faul! Ich war gefangen in meinem Endometriose-Körper, das ist ein Unterschied. Auch wenn ich manchmal wegen der Arbeitsbelastung rumnöle, im Grunde genieße ich es, erschöpft vom Vollzeitjob nach Hause zu kommen. Was geschafft zu haben. Nicht abhängig zu sein. *Selbstwirksam* zu sein.

Wir brauchen Lösungen für Endometriose-Betroffene in Ausbildung, Beruf und der Berufsunfähigkeit. In der Kampagne »Endo. Politisch. Aktiv.« fordert die Endometriose-Vereinigung Deutschland (Instagram: @endometriose_vereinigung) von der Bundespolitik etwa folgende Maßnahmen im Bereich Arbeitsrecht für Endometriose-Betroffene:

- Möglichkeit des Homeoffice
- Ermöglichung von telefonischen Krankschreibungen
- Einführung von Teilzeit-Krankschreibungen

Außerdem muss man verstehen, dass die Chronologie der Endo anders ablaufen kann als bei anderen chronischen Erkrankungen. Endometriose trifft einen oft in jungen Jahren. Prof. Dr. Possover schreibt: »Wenn das Leben dieser Frau erblühen sollte, verblasst es.« Die Beschwerden können mit dem Alter abnehmen. In manchen Fällen beginnt es aber auch erst später im Leben. Es müssen flexible Lösungen gefunden werden, die man im individuellen Fall anwenden kann.

Vom Krankenhaus in die Altersarmut

Frauen mit Endometriose haben im Schnitt einen Verlust an Arbeitszeit von 13 Prozent, oder anders: Sie verpassen im Schnitt 19,3 Arbeitstage im Jahr. Es ist ja nicht so, als würde man diese »freien« Tage genießen. Man verbringt sie in Arztpraxen, Notaufnahmen oder schon mal gern auf dem Badezimmerboden. Andere Studien zeigen, dass allein schon 10,8 Stunden wöchentlich (eine Arbeitswoche im Monat) nur wegen reduzierter Effektivität, also selbst wenn man auf der Arbeit erscheint, durch die Symptome verloren gehen.

Die ökonomische Belastung ist ähnlich hoch wie die durch Diabetes oder rheumatischer Arthritis. Die jährliche nationale Gesamtbelastung durch direkte und indirekte Kosten liegen bei rund 208,26 Millionen USD in Deutschland. Endometriose stellt so nicht nur ein individuelles, sondern auch ein volkswirtschaftliches Problem dar.

Eine britische Studie von 2011 kommt zum Schluss: Es gibt eine Diskrepanz zwischen den eindeutigen Ergebnissen, dass sich die Endometriose negativ auf das Arbeitsleben auswirkt auf der einen Seite, und den »dürftigen« gesetzlichen Regelungen zu Behinderung und Arbeitsrecht bei Endometriose auf der anderen Seite! Durch diese Diskrepanz enden viele in der Abhängigkeit von Familie und Partner, die das Ganze finanziell tragen müssen, oder sie geraten völlig ins soziale Abseits – und das häufig schon in jungen Jahren. Auch wenn ich mittlerweile einer Vollzeitbeschäftigung nachgehen kann, durch den späten Arbeitseinstieg befinde ich mich auf dem schnurstracksen Weg in die Altersarmut.

2017 lautete das Fazit einer Untersuchung: Um die gesellschaftlichen Kosten für die Endometriose zu reduzieren, muss erst einmal investiert werden – in die Ausbildung medizinischen Fachpersonals und vor allem in die Betroffenen selbst, die derweil ökonomische und soziale Unterstützung brauchen.

WARUM HAT MAN NUR MANCHMAL DAS GEFÜHL, DASS MAN UNS GAR NICHT HELFEN WILL?

FAZIT

Die psychosoziale und soziale Versorgung von Endometriose-Betroffenen und Angehörigen ist noch so gut wie gar nicht gegeben, obwohl die niedrige Lebensqualität denen von Krebspatienten in nichts nachsteht. Dieses gesellschaftliche Nicht-gesehen-Werden trägt zu unserer Anfälligkeit für seelische Erkrankungen bei und treibt uns weiter in die Isolation. Hier können wir nur gemeinschaftlich Veränderungen bewirken. Die Endometriose-Vereinigung Deutschland hat Arbeitsgruppen gebildet, die sich dieser Bereiche verstärkt annehmen und in denen man sich engagieren kann:
→ endometriose-vereinigung.de

DAMENQUAL

»Sich mit anderen Menschen sicher fühlen zu können, ist wahrscheinlich der wichtigste Aspekt der psychischen Gesundheit!«, so der niederländische Psychiater Bessel van der Kolk. Um sich sicher zu fühlen, braucht man Vertrauen. Ich habe mich jahrelang gefragt, ob ich tatsächlich einfach nur »schwierig« bin, dass ich dieses Vertrauen nicht fassen kann, bis ich mehr und mehr mitbekommen habe, wie uneinig man sich eigentlich in der Endometriose-Diskussion ist, und bis ich 2018 einen Vortrag in Edinburgh besucht hatte. Dort war ein junger Mann aus dem Publikum aufgestanden und hatte das Wort ergriffen: Er sei ein Transgender-Mann und müsse ehrlich sagen, dass er nun als Mann mit seinen Symptomen viel ernster genommen würde als damals, als er noch eine Frau mit Endometriose war. Ein Raunen ging durchs Publikum. Ich wünschte, dieses Raunen würde endlich durch Gesellschaft und Medizinsysteme gehen.

»Wäre Endometriose eine Männerkrankheit, hätte man die Ursachen schon längst gefunden« – so munkelt man in der Endometriose-Community. Es ist schwierig zu beurteilen, doch ausschließen würde ich es mittlerweile nicht. Auf dem Instagram-Account von Endo What? (@endowhat) ist beispielsweise zu lesen, dass fünfmal mehr zum Thema Erektionsprobleme geforscht wird, wovon 19 Prozent der Männer betroffen seien, als zum Thema PMS, wovon 90 Prozent der Frauen betroffen seien.

Die Überschrift eines Artikels sagt es bereits: »Das Gesundheitssystem denkt, Frauen zu helfen ist schlecht fürs Geschäft«. Verfasst wurde er 2020 von der Gründerin eines amerikanischen Medical Training Anbieters, Gloria Lau, und der Gynäkologin Mary Jacobson. In diesem Artikel heißt es:

»(Gesundheit) ist ein sehr profitables Geschäft. Ein Teil seines Erfolgs beruht auf der Tatsache, dass es mit einer Komplexität aufgebaut ist, die darauf abzielt, dass wir – insbesondere Frauen – von unseren Körpern verwirrt sind, immer wiederkehrende und manchmal chronische Schmerzen haben, während wir ständig nach Antworten und Behandlungen suchen, und in einem Teufelskreis gefangen sind. (...) Wir haben ein Gesundheitssystem, das Frauen krank, uninformiert und auf Gedeih und Verderb einem System ausgeliefert hält, das nicht für ihre Behandlung geschaffen wurde.«

In dieses System schleppen wir uns mit einer Frauenerkrankung, Depressionen und Ängsten – verwundbar und im höchsten Maß abhängig. Wir erhoffen uns Rat, Informationen, Orientierung, Hilfe. Nicht zuletzt erhoffen wir uns, endlich verstanden und mit unseren Schmerzen gesehen zu werden. Dieses »Gesehen werden« ist laut Dr. Albert Wong, Experte in somatischer Psychologie, ein Schlüsselelement, wenn es um Heilung geht. Die eigenen Erfahrungen nicht widergespiegelt zu bekommen, treibe weiter in die seelische Isolation. Wie steht es um das Gesehenwerden im medizinischen System mit Endometriose?

Unter der Gaslaterne

Mitten in einer Diskussion mit einem Endometriose-Experten, der völlig an meinen Fragen vorbeiantwortete, kam mir der Gedanke: Die Abwehrmechanismen vieler Ärzte erinnern mich an den Kommunikationsstil von Narzissten. Narzissmus ist im Kern tiefste Verunsicherung, doch nach außen muss man Großartigkeit darstellen, um es zu kompensieren. Ist das System aufgrund der Wissenslücken um die Endometriose nicht genau das, zutiefst verunsichert? Vor allem, da es nach außen genau das Gegenteil darstellen muss?

Die Strategien, die Narzissten anwenden, um ihren schwachen Kern zu verbergen, sind mir alle schon in Arztpraxen begegnet. Da spielt es keine Rolle, ob es ein Arzt oder eine Ärztin war:

- Minimierung (»Was weißt du schon?«)
- Gaslighting (»Das bildest du dir ein!«)
- Entwertung (»Die Frauen sind verrückt!«)

Ich möchte an dieser Stelle betonen, dass ich auf meinem persönlichen Weg ganz tolle und engagierte Ärzte kennengelernt habe, denen diese Aussagen nicht gerecht werden. In ihrem Bestseller »Invisible Women« schreibt Caroline Criado Perez, wir hätten es hier jedoch nicht mit vereinzelt schwarzen Schafen zu tun, sondern mit Produkten eines medizinischen Systems, das Frauen systematisch diskriminiere, chronisch missverstehe, fehldiagnostiziere und falsch behandle. Es scheint also durchaus ein Problem im medizinischen System zu geben.

Wir brauchen Heiler, keine Helden

Es sind nicht unbedingt nur unhöfliche Begegnungen, die einen faden Beigeschmack hinterlassen. Schon mal was von »verdecktem Narzissmus« gehört? Am besten beschreibt man ihn mit dem Satz: »Ich will doch nur helfen!« Verdeckte Narzissten sind nicht weniger manipulativ. Sie spielen sich gern als die großen Retter, als Vater-/Mutterfiguren auf, fast schon in der Sphäre des Heiligen, aufopferungsvoll und märtyrerhaft. Sie sind wie Pfadfinder, die einer alten Frau über die Straße helfen, obwohl diese gar nicht auf die andere Seite will.

Ich erinnere mich an eine Endometriose-Veranstaltung, bei der man mir hinterher noch ein paar Minuten mit dem Experten allein gab, um sich meinen spezifischen Fall anzuschauen. Mal ganz davon abgesehen, dass ich kaum zu Wort kam, blieb ich mit den Gedanken zurück: »Okay, er hat meine OP-Berichte nur uninteressiert hin- und hergewendet, aber nicht gelesen. Er hat mich nicht untersucht, bei mir geht es momentan nicht um Schmerzen, und trotzdem drückt er mir eine Werbebroschüre für ein Präparat in die Hand, das gegen die Schmerzen verwendet wird – eine Broschüre, von der er mir vorher noch erzählt hatte, dass er daran mitgewirkt habe …« Bevor ich zur Tür hinaus bin, hielt er noch eine Ansprache mit großen Gesten, dass er auf Fortbildungen seinen Kollegen immer erzähle, wie schön es doch sei, Frauen helfen zu können, wobei er das Wort Frauen dramatisch betonte. Ich war verunsichert, sollte ich nun applaudieren? Bei diesem Besuch ging es jedenfalls mal wieder nicht um die Patientin …

Das seltene Exemplar

Wie oft musste ich in all den Jahren betonen, dass ich persönlich die Hormone nicht vertrage und dass ich sie nicht mehr nehmen möchte. Ich finde, nach 18 Jahren Hormoneinnahme kann man mir wirklich nicht den Vorwurf machen, ich hätte es nicht versucht. »Das sind aber *seltene* Fälle!« – »Ach, das hört man aber *selten*!« Hach, was ist man immer erstaunt. Immer ist es »komisch«. Als wäre die Frau, bei der es zu Nebenwirkungen kommt, eine noch nicht katalogisierte Art, die man zufällig im Amazonas-Delta entdeckt hätte. Dabei stehen »depressive Verstimmungen« und »Depressionen« in gedruckten Lettern in den Packungsbeilagen vieler Präparate, bei manchen sogar unter »häufigen« Nebenwirkungen. Wie kann man als Mediziner da überrascht sein?

Kate Seear schreibt, Frauen erleben unter der Hormoneinwirkung in der Endometriose-Behandlung eine Veränderung ihrer Persönlichkeit und damit auch eine Abweichung vom herkömmlichen Verständnis von Medikation, die doch eher »stabilisierend« sein sollte. Sie verwendet in dem Zusammenhang das Wort »Cyborg«, um die Veränderung vom Natürlichen zum Künstlichen zu beschreiben, die wir oft durch die Unterdrückung der natürlichen Hormone und einer damit einhergehenden Vermännlichung erleben. Auf der einen Seite wird immer wieder gesagt, Frauen mit Endometriose sollten sich mit ihrer Weiblichkeit verbinden. Auf der anderen Seite sprießen unter der Hormonbehandlung Haare an Stellen, an denen man sie wirklich nicht haben will. Wie soll man das psychisch für sich einordnen? Wie kann man sich mit seiner Weiblichkeit verbinden, wenn man als behaarter Cyborg mit Wassereinlagerungen und düsteren Gedanken herumläuft?

Damit wir uns richtig verstehen: Frauen, die die Hormone nehmen möchten und sich unter ihnen großartig fühlen, sollen sie gern nehmen. Mittlerweile gibt es sogar schon den Hashtag #pillshaming. Das geht mir zu weit. Ich verurteile Frauen nicht, die diesen Weg wählen und wenigstens die Schmerzen so in den Griff kriegen. Es geht mir mehr darum aufzuzeigen, dass Frauen individuell auf Hormone reagieren und man besser aufgeklärt werden sollte. Jede Patientin sollte am Ende die Freiheit haben, *selbst* zu entscheiden, ob sie Hormone gegen die Schmerzen nehmen möchte und welche Nebenwirkungen sie bereit ist, in Kauf zu nehmen oder eben nicht.

Die »unerzogene« Patientin

Kate Seear meint, Frauen, die die Hormone in der Endometriose-Behandlung ablehnten, würden als »nichtkonforme«, fast »unartige Individuen« gesehen, die sich den medizinischen Regeln widersetzten. Dasselbe gelte für die Ablehnung von Schwangerschaft. Gesellschaftlich würde es als Kennzeichen verantwortungsvoller Staatsbürgerschaft gesehen, mit medizinischem Rat konform zu gehen. Die normative feminine Rolle sei passiv, respektvoll gegenüber Autoritäten und unkritisch gegenüber ihren Behandlern. Gesellschaftlich wird von uns also erwartet, dass wir schlucken.

Ich selbst habe es so erlebt. Ein Arzt hatte versucht, mich emotional in die Ecke zu drängen: »Tja, wenn Sie die Hormone nicht mehr nehmen wollen, dann sind Sie selbst schuld an Ihrer Situation.« Nun wusste ich damals bereits, dass die Hormone reine Symptombehandlung sind und kein Heilmittel. So war mir sofort klar, dass da gerade etwas mächtig verkehrt lief. Heute kann ich benennen, was mir damals die Gesichtszüge entgleiten ließ: Es war astreines Gaslighting.

Narzisstischer Missbrauch? Bin ich jetzt unter die Verschwörungstheoretiker gegangen? Beim Endometriosis Summit werden Begriffe wie »Medical

Trauma« und »Medical Gaslighting« sogar von den Experten verwendet. Medizinisches Gaslighting findet beispielsweise statt, wenn Ärzte Symptome mit nichtmedizinischen oder emotionalen Gründen herunterspielen. Und welch Überraschung: Medical Gaslighting passiert Frauen öfters als Männern.

Weg mit der Schuld!

Laut Seear sind Ärzte oft nicht auf die differenzierte Wirkung der Therapien – also bei manchen Frauen wirken Hormone, bei anderen nicht – vorbereitet. Statt der Medikamente stellten sie die Frauen infrage. Mit dem Versuch, einen bestimmten Persönlichkeitstyp ausfindig zu machen (nur »schwierige« Frauen erkranken an Endometriose, besonders Frauen mit bestimmten Persönlichkeitsstörungen bekommen Endometriose usw.), produziere die Medizin dann die Frauen, die sie behaupte zu behandeln.

Die *schwierige Patientin* ist also eine Erfindung des medizinischen Systems – um sich selbst zu schützen. Nur weil es noch keine Lösung für Endometriose gibt, ist die Lösung nicht, die Schuld auf die Betroffenen zu schieben. Auf dem Heilungsweg ist Schuld generell etwas, wovon wir uns als Erstes befreien sollten – vor allem als Frauen. Kulturübergreifend ist das Wort *Frau* ja fast schon zu einem Synonym für *Schuld* geworden. Das beginnt mit Eva und dem Apfel, geht über Kommentare wie: »Hätte sie mal besser keinen Minirock getragen!«, bis hin zu: »Kein Wunder, dass sie immer noch Endometriose hat, sie will ja keine Hormone nehmen/keine Kinder kriegen/sich nicht die Gebärmutter entfernen lassen ...«

Erst vor Kurzem schrieb mir eine Betroffene, ihr Arzt habe sie »angeschrien«, weil sie die Einnahme der Hormone verweigerte. Jetzt komme ich mal mit einer ganz gewagten These um die Ecke: Ich glaube, der Arzt hätte einen männlichen Patienten nicht angeschrienen. Die Ausführungen von Prof. Seear zeigen es uns schon:

WENN WIR DIE SACHE MIT DER ENDOMETRIOSE ALS FRAUENERKRANKUNG IN DEN GRIFF KRIEGEN WOLLEN, WENN WIR WIRKLICH

GESEHEN UND VERSTANDEN WERDEN WOLLEN, DANN MUSS SICH ERST EINMAL TIEFGREIFEND ETWAS IN DER GESELLSCHAFT UND IM MEDIZINISCHEN SYSTEM ÄNDERN: DIE EINSTELLUNG GEGENÜBER FRAUEN!

Die Frau – das rätselhafte Wesen

Historisch wurde in der Medizin – wie in allen Bereichen – der Mann als Werkseinstellung gesehen. Die Frau galt immer als Abweichung. Dies gilt teilweise bis heute noch. Perez schreibt, beispielsweise würde man die Ergebnisse manch medizinischer Studien auf beide Geschlechter anwenden, selbst wenn unter den Probanden keine Frauen waren. Dabei hat man mittlerweile fundamentale Unterschiede in Zellen, Gewebe, Organen und so ziemlich allen Systemen von Frauen und Männern gefunden.

Auch die Rolle des Zyklus bei der Wirkung von Medikamenten wird noch zu wenig beachtet. Man hat etwa herausgefunden, dass je nach der Phase des Zyklus, Antidepressiva, Antipsychotika, Antihistaminika oder Antibiotika anders wirkten. Das hat zur Folge, dass diese Medikamente je nach Phase überdosiert oder unterdosiert sind. Eigentlich müsste es viele Medikamente zyklusabhängig geben.

Es ist schon lange bekannt: Schmerzen werden bei Frauen nicht so ernst genommen wie bei Männern. Man nennt dieses Phänomen *Yentl-Syndrom*. Unter Patienten mit chronischen Schmerzen werden Männer schneller von Allgemeinmedizinern in eine Schmerzklinik überwiesen, wohingegen Frauen eher erst einen Spezialisten aufsuchen müssen, bevor sie in eine Schmerzklinik überwiesen werden. Man fand auch heraus, dass Frauen bei Schmerzen eher Beruhigungsmittel, Antidepressiva und nichtopioide Schmerzmittel erhalten, während Männer eher Opioide verschrieben bekommen.

Die Auffassung, immer spätere oder ausbleibende Schwangerschaften trügen zum Vormarsch der Endometriose bei, stammt aus den 60er-Jahren. Der amerikanische Forscher Joe Vincent Meig führte Studien an Affen durch. Er behauptete, dass frühe und regelmäßige Schwangerschaft unter Affen natürlich seien und diese von außen durch Störfaktoren verhindert werden können. So käme es unter den Affen in der Folge vermehrt zu Endometriose. Laut Kate Seear war seine eigentliche Intention, in einer Zeit, in der die Frauen immer mehr über ihre Schwangerschaften selbst bestimmten, Ärzte zu lehren, wie sie Frauen wieder dazu bringen könnten, Kinder zu kriegen.

Problemzone Frau

Meigs Sorgen um Rasse, Klasse und Fortpflanzung fielen in eine Periode in der amerikanischen Geschichte, in der sich afro-amerikanische und europäische Einwanderer mit einer höheren Rate fortpflanzten als weiße angelsächsische Protestanten. Laut Seear sei seine Forschung rassistisch-chauvinistisch motiviert gewesen. Sie hätte Frauen produziert, denen man für den Vormarsch der Endometriose die Schuld geben konnte: späte Mütter und Frauen ohne Kinderwunsch. So machte man diese Frauen zum legitimen Ziel für biomedizinische Interventionen.

Seear sagt auch, Frauen mit Endometriose repräsentieren die Krise der Moderne, in Panik um Sexualität, Reproduktion und Modernität. Sie verkörpern in diesem Geschehen Unordnung und Chaos. So fließen Themen aus Politik, Rasse, Gender und Sexualität in die Diskussionen um Endometriose mit ein. Als Sahnehäubchen obendrauf käme der Aspekt des Mysteriösen. Für Seear ist es kein Zufall, dass die Krankheit so beschrieben wird, wie früher die Frau an sich beschrieben wurde, etwa von Sigmund Freud:

»Durch die menschliche Geschichte hindurch hatten sich die Menschen den Kopf über das Rätsel der Natur der Weiblichkeit zerbrochen (...) Ihr (Frauen) seid selbst das Problem.«

Bezüge auf die Endometriose als rätselhaft stehen Seear zufolge für die Frau an sich und verstärken die Vorstellung von Frauen als »verwirrend«. Statt die Grenzen der Wissenschaft zu sehen, gibt man somit dem

Frausein und den Frauen die Schuld. Mit der einseitigen Fokussierung auf die Theorie der retrograden Menstruation werden Menstruationsblut und Weiblichkeit selbst als feindlich dargestellt.

Ich habe die Erfahrung gemacht, dass man diese Bilder verinnerlicht. Es geht so weit, dass man sich fürs Frausein schämt. Obendrauf hat man ein schlechtes Gewissen für die »Verwirrung«, die man mit seinem Körper und seiner Erkrankung stiftet. Ich glaube, wir nehmen vieles auf uns, was bei näherer Betrachtung nicht auf unseren von Gewissensbissen geplagten Schultern gehört. Also weg damit! Du bist nicht schuld an deiner Erkrankung! Bis jetzt hat man noch nichts gefunden, was man präventiv tun könnte, um einer Endometriose vorzubeugen. Deine Lebensentscheidungen sind nicht schuld an deiner Erkrankung! Nicht nur späte Mütter oder kinderlose Frauen haben Endometriose. Bereits Teenager können ausgeweitete, schmerzhafte Befunde haben, und es gibt Mütter mit Endometriose. Dein Frausein ist nicht schuld an deiner Erkrankung! Dann müssten ja alle Frauen symptomatische Endometriose haben. Während wir auf emotionale Unterstützung von offizieller Seite warten wie auf Godot, suchen wir unser Glück derweil im Privaten …

FAZIT

Historisch betrachtet gab es eine Zeit der Endometriose-Forschung, die rassistisch-chauvinistisch motiviert war. Betroffene berichten bis heute von diskriminierenden Begegnungen. Die Medizin kann uns bis heute nicht heilen. Die Helden dienen meist nur dem System selbst, aber nicht den Patientinnen. Als Frau wird man auf eine Objektebene gebracht, auf der man vom Status als ernst zu nehmender Verhandlungspartner weit entfernt ist.

HEUTE NICHT, SCHATZ! – ENDOMETRIOSE, SEX UND BEZIEHUNG

Wir leben in einer durch und durch sexualisierten Gesellschaft. Werbeplakate an Bushaltestellen versprühen heute mehr Erotik als Leuchtanzeigen auf der Reeperbahn, Pornografie ist online nur einen Klick entfernt und Tinder zu einer Sex-On-Demand-App geworden. Trotzdem heißt es in einer Studie zu Sexualität und Endometriose von 2019: »Das Erkennen und Besprechen sexueller Bedürfnisse ist (...) heutzutage sowohl für Paare als auch für Fachkräfte im Gesundheitswesen immer noch schwierig.« Wir Menschen sind schon ein komisches Völkchen.

Zwischen Tabu und Menschenrecht

In 30 Jahren mit Endometriose hat mich ein einziger Arzt gefragt, wie es bei mir um Schmerzen beim Geschlechtsverkehr steht. Unversehrtheit, Wohlbefinden, Weiblichkeit, sexuelle Gesundheit, den Körper als Quelle von Freude erleben – das alles war nie Thema. Die US-amerikanische Psychologin Dr. Marta Meana, eine der führenden Wissenschaftlerinnen in der Forschung zu Endometriose und Sexualität, beschreibt, wie sowohl in der Medizin als auch in der klinischen Psychologie das Thema Sex kulturübergreifend als eine zweitrangige Angelegenheit abgetan wird. Gleichzeitig bewerten Individuen aller Kulturen die Sexualität als elementaren Faktor für ihre Lebensqualität. Die Weltgesundheitsorganisation hat ein befriedigendes und sicheres Sexualleben mittlerweile sogar zum Menschenrecht erklärt.

Es ist ein Menschenrecht, das Endometriose-Patientinnen häufig verwehrt bleibt. Dyspareunie macht vielen Betroffenen einen Strich durch das Beziehungsleben. Es sind wiederkehrende Schmerzen beim oder nach dem Geschlechtsverkehr, die entweder tief im Vaginalkanal und/oder Unterleib auftreten. Dyspareunie im Zusammenhang mit Endometriose wurde von der World Endometriosis Society als »vernachlässigter Aspekt« der Endometriose bezeichnet und daher als Forschungsschwerpunkt angekündigt.

Noch fehlen Standards in der sexualtherapeutischen und sexualpsychologischen Endometriose-Versorgung. Viele Endometriose-Patientinnen wissen nicht, an wen sie sich mit diesen Problemen wenden sollen. Eine Betroffene hat mir vor Kurzem geschrieben: »Werde ich denn nie wieder Sex haben können?!« Lebensqualität, Selbstwert und die sexuelle Identität stehen auf dem Spiel.

Unfreiwilliges Zölibat

In einer Marktforschungsstudie mit 21.000 Frauen aus acht Ländern erwiderten Endometriose-Betroffene auf die Frage, was in den letzten 12 Monaten die größte Auswirkung auf ihre Lebensqualität hatte, dass es ihr Sexualleben sei. Laut einer Befragung durch die World Endometriosis Society sind es 56 Prozent der Endometriose-Patientinnen, die an Dyspareunie leiden. 12 Prozent von ihnen hätten immer Dyspareunie beim Sex, 39 Prozent unterbrachen den Geschlechtsverkehr deswegen, und 42 Prozent von ihnen vermieden den Geschlechtsverkehr sogar ganz. Lone

Hummelshoj, Vorsitzende der World Endometriosis Society, merkt dazu an: »Wir sprechen hier von Frauen in den besten Jahren ihres Lebens. Sie sollten eine Menge Sex haben. Sie sollten ihn nicht meiden. Aber genau das passiert offenbar.«

Der Schmerz bei der Dyspareunie wird als scharf, stechend, stoßend oder tief beschrieben. Die Intensität reicht von leicht bis quälend. Er kann während des Geschlechtsverkehrs und/oder bis zu 24 bis 48 Stunden danach empfunden werden. Manche Frauen empfinden den Schmerz bei jeder Form sexueller Handlungen, andere hingegen nur bei der Penetration. In einigen Fällen tritt der Schmerz nur zu bestimmten Zeiten im Monat auf, zum Beispiel um die Periode herum, während andere die Schmerzen den ganzen Zyklus über erfahren. Manchmal kann schon sexuelle Erregung allein den Schmerz auslösen. Bei manchen triggert der Orgasmus den Schmerz. Bei einigen Frauen ist es egal, ob sie ihn während des Geschlechtsverkehrs, bei anderen sexuellen Aktivitäten oder durch Masturbation erleben. Bei anderen wiederum ist der Orgasmus im Alleingang weniger schmerzhaft.

Schmerzen beim Geschlechtsverkehr können etwa durch das Drehen und Ziehen von Endometriose-Herden und -Knötchen verursacht werden, die sich hinter der Scheide oder im unteren Teil der Gebärmutter befinden. Laut Dr. Orbuch kann es durchaus sein, dass je nach Lokalisation der Penis gegen die Herde stößt. Die Penetration von hinten ist in der Regel tiefer als bei der Missionarsstellung und daher mit einem erhöhten Risiko für Dyspareunie verbunden. Für Sex im Doggy Style seien daher nur 26 Prozent der Frauen mit Endometriose bereit im Vergleich zu 50 Prozent in der Kontrollgruppe.

Die Schmerzen können ebenso gut durch eine Verkrampfung der Beckenmuskulatur zustande kommen beziehungsweise verstärkt werden und eine Penetration fast unmöglich machen. Eventuell hat man Schmerzen in Vulva, Klitoris oder Anus durch eine Reizweiterleitung über Nerven aus anderen Regionen. Manchmal wird der Schmerz auch durch vaginale Trockenheit als Folge einer Hormonbehandlung oder einer Hysterektomie, bei der die Eierstöcke entfernt wurden, verursacht oder verstärkt. Im schlechtesten Fall kommt gleich alles zusammen.

Nicht immer ist die Endometriose schuld

Die tiefe Dyspareunie kommt bei Endometriose meist mit tiefen Läsionen vor, vor allem an den Haltebändern der Gebärmutter, im Douglas-Raum zwischen Rektum und Uterus, in der hinteren Vaginalwand und im Rektum. Weniger häufig ist sie wohl bei Herden an Eierstöcken und Blase. Wie es um Dyspareunie mit Adenomyose steht, kann man nicht genau bewerten. Meist existiert Adenomyose gemeinsam mit tief-infiltrierender Endometriose, sodass man in den Fällen nicht unterscheiden kann, inwieweit welche von beiden Diagnosen zum Schmerzgeschehen beiträgt.

Endometriose ist zusätzlich ein Risikofaktor für provozierte Vestibulodynie (mit chronischer Krankheit kann man irgendwann jeden Buchstabierwettbewerb gewinnen). Von Vestibulodynie spricht man, wenn es mindestens drei Monate lang im feuchten Teil der Vulva, zwischen den kleinen Schamlippen vor Beginn der Scheide, zu Brennen und Schmerzen kommt. Dabei liegt keine Infektion oder Hauterkrankung anderer Art vor. Geschlechtsverkehr, das Einführen von Tampons, Radfahren usw. sind dann nicht oder nur mit Schmerzen möglich. Vestibulodynie könnte eventuell von schwachem Beckenboden oder durch Schädigungen der Nerven im Becken herrühren. Die letztendlichen Ursachen sind jedoch nicht geklärt.

Generell können andere Erkrankungen, die sich häufig mit Endometriose überschneiden (in etwa 50 Prozent der Fälle), ebenfalls Dyspareunie verursachen beziehungsweise sie verstärken. So etwa die schon erwähnte interstitielle Zystitis. Wird nur die Endometriose behandelt, können die Schmerzen so eventuell wegen einer unentdeckten/unbehandelten Zweitdiagnose bestehen bleiben.

Dyspareunie nach OP und Hormonen

Es konnte gezeigt werden, dass Pille und Gestagen-Präparate zu einer Linderung von tiefer Dyspareunie führen können. So weit die gute Nachricht. Die Hormone beeinflussen jedoch Hirnareale, die an sexuellen Reaktionen, wie Verlangen und Erregung, und an emotionalen Faktoren, wie Stimmung oder Angst, beteiligt sind, sowie an den genitalen Reaktionen auf sexuelle

Reize. Dr. Orbuch erklärt, dass die Pille den Testosteronspiegel um bis zu 75 Prozent senkt. So nehmen Libido, Feuchte (Lubrikation) und Orgasmusfähigkeit ab. In anderen Worten: Am Ende hat man vielleicht keine Schmerzen beim Sex, tendiert aber eher dazu, »Mensch ärgere dich nicht« spielen zu wollen. Bekommt man on top noch bestimmte Antidepressiva oder Antipsychotika verschrieben, können diese zusätzlich zu leichten bis zu schweren sexuellen Funktionsstörungen führen.

Bei Vergleichen der Effekte von Hormonen und Operation auf die Sexualfunktionen schnitt die Operation bisher besser ab, vor allem in den Aspekten Verlangen, Erregung und Lubrikation. Nach laparoskopischer Exzision bestätigten 80 Prozent der Patientinnen eine Verbesserung der Schmerzen. Verbesserungen konnten auch gezeigt werden in den Aspekten Erregung, sexuelles Verlangen und Orgasmusfähigkeit. Die Patientinnen unterbrachen den Geschlechtsverkehr nicht mehr so häufig, und psychisch ging es ihnen auch besser. Angst, Schuldgefühle und Anspannung ließen nach.

Ergebnisse zu OP-Erfolgen sind generell leider schwierig zu bewerten. Zum einen fehle eine Standardisierung der chirurgischen Verfahren und der Qualität der Versorgung. Man muss auch immer bedenken, dass wir es hier mit Statistiken zu tun haben. Im Einzelfall kann die Sache dann schon wieder ganz anders aussehen. Radikale Techniken mit Resektionen von Beckennerven könnten die sexuelle Funktion durchaus verschlechtern, und Risiken gibt es bei OPs leider immer.

Vom Lover zum Mitbewohner

Eine Verbesserung der Schmerzsymptomatik ist für die Psychologin Dr. Marta Meana immer noch kein Grund, vor Freude auszuflippen. Verbesserung sei wunderbar, aber wenn es um Sex ginge, könne sogar ein bisschen Schmerz ein »Dealbreaker« sein. Im Gegensatz zu anderen Aktivitäten des täglichen Lebens ist der primäre Zweck von Sex nun mal Vergnügen.

Man tut es, um sich in den Freuden des eigenen Körpers und denen des Partners zu verlieren. Bereits geringe Schmerzen können dieses Ziel völlig zunichtemachen. Beim Sex ist kein Platz für unerwünschten Schmerz, auch nicht für ein bisschen Schmerz.

Dyspareunie geht nicht spurlos an der Psyche vorbei. Die Forschung hat höhere Werte von Angst, Depression, zwischenmenschlicher Empfindlichkeit, Angst vor Schmerzen, Selbstwertproblemen und generell einer negativeren Einstellung zur Sexualität gezeigt. Endometriose-Patientinnen, die unter Dyspareunie leiden, erleben Schuldgefühle, fühlen sich weniger weiblich und erleben eine Veränderung des Körperbildes, was wiederum die sexuelle Dysfunktion bei Endometriose verstärkt.

Schmerzen beim Sex können einen in einen Teufelskreis befördern. Man setzt sich unter Druck, die Folge sind mangelnde Erregung und Befeuchtung, man verspannt sich, das alles kann den Schmerz verstärken. Manea betont, dass am Ende nicht nur Schmerzfreiheit wichtig sei. Psychisch müsse man auch wieder hergestellt werden. Im Laufe der Zeit kann der Schmerz beeinflusst haben, wie man über Sex im Allgemeinen, über sich selbst und sogar über romantische Beziehungen denkt.

Ich kann dem nur zustimmen. Während der aktiven Zeit meiner Endometriose hatte ich ein Selbstbild entworfen, das mir in den Situationen von Untersuchungen und Eingriffen geholfen hatte. In gewisser Weise hatte ich mich von meinem Körper distanziert und versucht, alles anatomisch-wissenschaftlich zu betrachten, um besser mit der Angst umgehen zu können. Wenn man das über Jahre macht, ist es schwer, aus dieser Perspektive wieder hinauszutreten. Während der Partner das Licht dimmt, freut man sich darüber, dass sich der rektovaginale Herd gerade nicht meldet, die Blase nicht sticht und der Darm nicht zu voll ist. Szenen von 9 ½ Wochen hätte ich niemals nachgestellt. Spätestens beim Auspacken der Erdbeeren wäre da nur ein Gedanke gewesen: »Oh Gott, meine Histaminintoleranz!« Man ist nun mal die »Patientin«, und das nicht nur, solange das Bein eingegipst ist oder die Backe nach dem Zahnziehen abgeschwollen ist. Mit einer chronischen Krankheit kommt man selten aus dieser Rolle heraus.

Flaute statt Fun im Bett

Für manche Betroffene ist der Partner eine wichtige Unterstützung. Es heißt, er helfe emotional, das »Gefühl der biografischen Kontinuität« wiederherzustellen. Diese Kontinuität ist ein sehr wichtiges Stichwort. Die hatte ich nicht. In meiner Zeitrechnung gibt es ein »Vor« und ein »Nach« der großen OP. An das Vorher konnte ich nie wieder anknüpfen. Es war eine richtige Trauer um mein altes Ich. Zum einen vermisste ich die Leistungsfähigkeit und Belastbarkeit meines Körpers. Zum anderen fiel die große OP in die Zeit des Uni-Abschlusses. Es änderte sich sowieso alles um mich herum. Meine Freunde strömten in die Welt hinaus, ich blieb kaputt zurück. Da war nichts mit Kontinuität, sondern nur die grausame Gewissheit: Ab jetzt wird es richtig hart – und die Erkenntnis: Durch das Schlimmste gehst du allein!

75 Prozent der Partner von Endometriose-Patientinnen geben an, Veränderungen in ihrem Sexualleben zu bemerken. Auch wenn die Mehrheit mit ihrer Sexualität zufrieden ist, sind dennoch mehr Partner von Frauen mit diagnostizierter Endometriose unzufrieden als Vergleichsgruppen. Zudem beeinträchtigen sexuelle Probleme stärker das Beziehungsglück. Die Häufigkeit des Geschlechtsverkehrs und aller anderen sexuellen Aktivitäten (z. B. Oralverkehr oder Petting) sind bei den Paaren mit Endometriose signifikant geringer. Sollte die Frage im Raum stehen: Partner von Endometriose-Patientinnen masturbieren wohl trotzdem nicht öfters als Partner von Frauen ohne Endometriose.

Gleich in mehreren Studien geben Betroffene an, dass die Endometriose einen negativen Einfluss auf ihre Beziehung hätte und in einigen Fällen sogar zum Scheitern der Beziehung beigetragen hätte. Aus Angst davor, verlassen zu werden, halten viele Betroffene die Dyspareunie aus, teilweise auch aus dem Wunsch heraus, schwanger zu werden, oder aus purem Trotz heraus, nicht zulassen zu wollen, dass die Endometriose einen weiteren Lebensbereich zerstört. Viele halten den Schmerz aus Liebe oder schlichtweg aus schlechtem Gewissen heraus aus. Die meisten gehen jedoch in ein Meideverhalten. Zurück bleibt ein Gefühl von Unzulänglichkeit und Schuld.

Dr. Meana berichtet von Wut und Zweifeln in Gesprächen mit betroffenen Paaren. Selbst wenn die Männer vom Leiden ihrer Frauen wüssten, würden sie sich trotzdem oftmals fragen, warum die Partnerinnen Sex vermeiden. Sie befürchten einen Mangel an Anziehung. Die Frauen sind oft wütend auf ihre Partner, die sie oft als verständnislos wahrnehmen. Vor allem sind sie wütend auf sich selbst. Sie fühlen sich abnormal und haben oft die Botschaft verinnerlicht, den Schmerz selbst zu erzeugen. Teilweise projizieren sie die negativen Gefühle des Schmerzes beim Sex auf die Partner selbst. Beide Seiten befürchteten, verlassen oder betrogen zu werden. Meana beobachtet oft, was sie als »Abkopplung« bezeichnet: Viele Paare hören wegen der Schmerzen auf, überhaupt noch Sex zu haben. Anstatt erst mal andere sexuelle Praktiken ohne Penetration auszuprobieren, wird die Konfrontation mit dem Thema vollständig vermieden. So endeten viele Pärchen als Mitbewohner.

Sexualtherapie ist oft unbefriedigend

Wie sieht es derzeit mit der sexualtherapeutischen Versorgung für Endometriose-Betroffene aus? Nun, Interventionen sind eher begrenzt. Und die Maßnahmen, die vorhanden sind, werden von den Paaren oft als nicht hilfreich empfunden. Ehrlich: Basierend auf den Tipps und Ratschlägen, die ich bisher gefunden habe, wundert es mich wenig.

Ein Tipp, den man sehr oft liest, betrifft die Kommunikation mit dem Partner. Man solle offen und ehrlich über seine Bedürfnisse reden und Dinge ansprechen, wie das Bedürfnis, geliebt zu werden, aber auch über Ängste, Frust und Schuldgefühle. Ich kann dazu nur sagen: Herzlichen Glückwunsch, wenn du jemanden gefunden hast, mit dem du so offen und (selbst-)reflektiert reden kannst!

Die Lebenswirklichkeit sieht oft anders aus, und man fragt sich, wieso man selbst so eine offene, respektvolle Kommunikation mit dem Partner nicht immer hinbekommt. Am Ende gibt man sich nur wieder selbst die Schuld. Die Antwort lautet jedoch: weil Beziehungen nun mal kompliziert sind. Weil jeder von uns seine Probleme mit sich rumschleppt, auch unsere Partner. Weil unsere unreifen Anteile sich zuweilen aneinander austoben. Eine gelungene Kommunikation ist ja schon in Beziehungen ohne Endometriose eine Herausforderung. Zudem greifen Tipps, die die Kommunikation mit einem Partner betreffen, nur einen Teil der Betroffenen auf. Wir haben in unserer Gesellschaft so viele Singles wie noch nie. Nicht jede Endometriose-Patientin ist gebunden und möchte vielleicht trotzdem ein befriedigendes Sexualleben führen.

Geschlechtsverkehr ist nicht alles, aber …

Das Konzept der romantischen Liebe hat ihren Ursprung im Zeitalter der Empfindsamkeit im 18. Jahrhundert, als man die caritative, fürsorgliche Liebe zu den rein wirtschaftlich-pragmatischen Zwecken in die Beziehung mit aufnahm. Diese Entwicklung gipfelt in Hollywood-Love-Storys und unserer Vorstellung, der Partner solle vor allem bester Freund und Seelenverwandter sein. Dieses Konzept findet man beispielsweise in dem Artikel einer Betroffenen auf einer amerikanischen News-Seite widergespiegelt:

Jahrelang hatte sie geglaubt, die Schmerzen beim Sex ertragen zu müssen. Wenn sie ihre Probleme bei Dates offen angesprochen hatte, stieß sie nur auf Ablehnung. Eines Tages öffnete sie sich einem Kollegen, mit dem sie nur befreundet war. Dieser reagierte mit sehr viel Verständnis. Schließlich sind sie zusammengekommen und experimentieren seitdem, wie sie Sexualität abseits der Penetration leben können. Ihre abschließenden Worte:

»Viele Leute haben versucht, mich davon zu überzeugen, dass vaginaler Geschlechtsverkehr nicht alles ist, was es an Sex gibt, und dass Sex nicht das Wichtigste in einer Beziehung ist. Sie sagten mir auch, dass Menschen Liebe an den unerwartetsten Orten finden, und dass, wenn dich jemand liebt – wirklich liebt –, nichts anderes zählt. Und jetzt glaube ich ihnen endlich. Sex ist nur eine von vielen Möglichkeiten, die Intimität auszudrücken, die ich mit T. gefunden habe. Ich fühle mich ihm gleichermaßen nahe, wenn wir unsere eigene Version von Sex haben, und wenn wir nebeneinanderliegen und uns an den Händen halten, während ich mein Heizkissen benutze.«

Ich freue mich für diese junge Frau und ihren Partner, dass sie einander gefunden haben und gemeinsam zu einer Lösung gekommen sind. Es ist ein individueller Fall, der geglückt ist. Geschichten wie diese sind schön zu lesen, aber wenig zielführend. Denn in der Diskussion um Sexualität mit Endometriose sollten wir nicht den Stellenwert von Sex schmälern, sondern den Stellenwert sexueller Gesundheit betonen!

Von der Stellung zur Haltung

Es gibt Frauen, die wollen Penetration mit ihrem Partner erleben. Auch wenn Sex nicht das Wichtigste in jeder Beziehung ist, aus evolutionsbiologischer Sicht macht es Sinn, denn wir sind nun mal auf den Erhalt der Art programmiert. Ich hoffe, es ist nichts Neues, wenn ich sage, dass die Penetration keine unerhebliche Rolle dabei spielt. Evolutionsbiologen wundert es nicht, wenn Beziehungen auseinandergehen, wenn der Sex schlecht wird. Daher finde ich den Tipp, den ich am häufigsten lese, eher fragwürdig: Geschlechtsverkehr ist nicht alles, sexuelle Aktivitäten ohne Penetration – etwa Küssen, Massieren, Masturbieren – sind auch lustvoll. So soll man mit dem Partner auf diese Aktivitäten ausweichen. Die Probleme kämen oftmals durch die »Erwartungshaltung« der Frau.

Wenn die Penetration durch Dyspareunie nicht möglich ist, ist es natürlich besser, erst mal auf andere Praktiken auszuweichen, als jegliche Intimität zu vermeiden. *Aber* – man kann doch erwachsenen Frauen nicht vorschreiben, was sie als befriedigende Sexualität zu empfinden haben und welche »Erwartungshaltung« sie einnehmen sollen! Das ändert doch nichts am Problem. Das ist so, als hätte man einen Wasserschaden in der Wohnung, und anstatt zu sanieren, wird einem gesagt: »Dann zieh halt Schwimmflügel an!«

Wenn man vonseiten der Medizin wenigstens *alles* für Frauen mit Dyspareunie versuchen würde! Linda Griffith veranschaulicht es bei einer Veranstaltung von Endofound mit Zahlen: Zu Erektionsstörungen lägen 24.000

Studien vor, zu Adenomyose beispielsweise gerade mal 2.300. In der Forschung nicht voranzukommen, nur unzureichende Lösungen parat zu haben und den Frauen dann zu sagen »Sich gegenseitig zu massieren, ist doch auch schön!«, ist gelinde gesagt unverschämt! Man sagt den Frauen, was man einem Mann so nie auf den Kopf zusagen würde: Streicheln reicht ...

Überraschung: Auch Frauen haben Bedürfnisse!

Kein Mädchen und keine Frau – mit oder ohne Endometriose – sollten sich anhören müssen, dass ihre sexuellen Vorlieben und Wünsche überzogene Erwartungen seien – vor allem wenn es mit der Penetration um die natürlichste Sache der Welt geht. Was macht das denn mit unserer Psyche? Am Ende schämt man sich für normale Bedürfnisse.

Geschlechtsverkehr haben zu wollen – völlig normal. Andere Praktiken außerhalb der Penetration zu bevorzugen – auch das ist völlig in Ordnung. Jede hat ihre eigenen Fantasien und Vorstellungen. Alles legitim. Über Schmerzen beim Sex frustriert zu sein – völlig normal. Darüber frustriert zu sein, dass Penetration mit dem Partner nicht möglich ist – das ist keine überzogene Erwartungshaltung, auch das ist völlig normal. Einen Partner zu haben, der für manche Themen nicht offen ist und mit dem es schwierig ist, die Dinge beim Namen zu nennen – keine Seltenheit. Angst zu haben, dass die Beziehung in die Brüche gehen könnte oder dass er fremdgehen wird – haben wir alle. Ein schlechtes Gewissen dem Partner gegenüber haben, wenn es mit dem Geschlechtsverkehr nicht klappt – ist das aus evolutionsbiologischer Sicht wirklich so unnormal?

Eine Studie unter Beteiligung von Dr. Alexandra Kohl Schwartz aus der Schweiz zur sexuellen Zufriedenheit und Orgasmushäufigkeit bei Frauen mit chronischen Beckenschmerzen aufgrund von Endometriosen konnte zeigen, dass Frauen mit Endometriose signifikant weniger Orgasmen beim Geschlechtsverkehr haben als Frauen aus der Kontrollgruppe. Beim Masturbieren besteht allerdings kaum ein Unterschied in der Orgasmusfähigkeit. Allerdings: Es zeigte sich auch, dass Geschlechtsverkehr mit Penetration mit einer größeren sexuellen Zufriedenheit und Beziehungszufriedenheit und einer besseren emotionalen Funktion verbunden ist als der Orgasmus, der aus anderen sexuellen Aktivitäten resultiert. Na, sag ich's doch!

Von dem Standpunkt aus gesehen stecken wir mit Dyspareunie in einem Dilemma, das man nicht durch Geschichten aus amerikanischen Highschool-Schmonzetten wegromantisieren kann. Wie immer werden Forderungen an die Betroffenen selbst gestellt, mit dieser durchaus schwierigen Situation selbst klarzukommen.

Kate Seear ist ebenso der Meinung, dass in der Sexualtherapie die Verantwortung auf die Betroffenen selbst geschoben wird. Sie würden oft aufgefordert, an andere zu denken. Ihnen wird gesagt, sie sollten sich nicht ständig beklagen. Wenn ein Partner Schwierigkeiten hätte, sich an die Umstellungen durch die Endometriose zu gewöhnen, soll die Betroffene darauf konzentriert sein, an sich, ihrer Einstellung und ihren Gedanken zu arbeiten. Dem eigentlichen Problem weicht man laut Seear mal wieder aus: Die Medizin hat noch keine Lösung gefunden. Punkt.

Konkretes, bitte!

Bedenkt man meinen riesigen Befund, die großflächigen Eingriffe und die Darmteilresektion, grenzt es an ein Wunder, dass ich heute so gut wie gar nicht mehr an Dyspareunie leide. Dabei war ich einmal quer durch alle Formen gegangen, von Schmerzen durch Erregung bis hin zu Schmerzen bei bestimmten Stellungen. Wie der Endometriose-Schmerz selbst hat sich die Dyspareunie immer wieder verändert und schließlich aufgehört. Ich hoffe, es macht der einen oder anderen Mut, auch wenn es für den Moment ein eher schwacher Trost sein wird.

Ich spreche mit einer Betroffenen, die gemeinsam mit ihrem Partner eine Sexualtherapie gemacht hatte: »Bei der Sexualberatung hat mir irgendwie etwas Konkretes gefehlt, ich hätte gern Hausaufgaben aufbekommen, was zum Ausprobieren. Die Beratung sollte mehr körperlich sein. Vaginale Osteopathie würde ich gern mal ausprobieren.«

Sexualhausaufgaben

Was Hausaufgaben angeht, kann ich das Buch »Hand drauf!« von Gianna Bacio empfehlen. Hier geht es vornehmlich um die weibliche Masturbation mit Tipps und Übungen. Es gibt auch ein Übungskapitel gemeinsam mit dem Partner oder der Partnerin, in dem man sich Inspiration holen und in ein verlängertes Vorspiel aufnehmen kann, um sich so langsam wieder heranzutasten.

Guten Rutsch!

Manchen Betroffenen hilft es, mit dem Timing im Monat zu experimentieren. Viele empfinden den Geschlechtsverkehr in der ersten Zyklushälfte als angenehmer. Manchen helfen ein langes Vorspiel und der Einsatz von Gleitmitteln. Allerdings stören viele dieser Mittel den pH-Wert in der Scheide. Wie wir gesehen haben, neigen wir mit Endometriose oft zu Candida-Überwucherung. In der Kombination mit einem gestörten pH-Wert kommt es so oft zu Scheidenpilz. Dr. Orbuch gibt daher den Tipp, anstatt industrieller Gleitmittel lieber Kokosnussöl oder Olivenöl zu verwenden. Es gibt mittlerweile auch Bio-Gleitmittel und Bio-Massageöle, die man einsetzen kann.

Der Penis-Doughnut

Die Amerikanerin Emily Sauer litt zehn Jahre lang unter Dyspareunie. Von Ärzteseite wurde ihr gesagt, es sei doch kein »Big Deal«, sie solle vorm Sex halt einfach ein Glas Wein trinken, damit sie mehr entspanne. (Das war bestimmt ein unerfahrener Assistenzarzt. Der Chefarzt hätte wahrscheinlich geraten: »Saufen Sie sich die Hucke bis zur Ohnmacht voll, dann tut es auch nicht mehr weh!«) Als sie sich mit einer Freundin in einem Café traf und sich dieser anvertraute, scherzte diese, Sauer solle ihrem Partner einfach einen Doughnut über den Penis streifen, damit sie so die Eindringtiefe bestimmen könne. Was als Scherz begann, wurde schließlich zur Geschäftsidee. Vielen Betroffenen helfe der Ohnut Buffer, die Schmerzen zu kontrollieren, so Sauer in einem Interview. Er ist auch in Deutschland erhältlich.

Mastu-Meditation

Die Erfahrung von Schmerzen beim Sex kann eine Angst vor sexuellem Kontakt hervorrufen, die zu einer Anspannung führt, welche den Schmerz verstärkt. Die Forschung hat gezeigt, dass allein der Gedanke an angenehme genitale Empfindungen das Gehirn so erregen kann, als würde es auf eine tatsächliche körperliche Stimulation reagieren. Das Gehirn ist tatsächlich unser mächtigstes Sexualorgan. Es wird empfohlen, die Kraft der Imagination zu nutzen, um sich vorzustellen, angenehme Empfindungen in den Genitalien zu erleben – mal eine andere Form der Meditation, die man regelmäßig ausprobieren kann, um das Schmerzempfinden umzutrainieren.

Vaginale Osteopathie

Von vaginaler Osteopathie hatte ich vorher noch nie gehört. Ich bin neugierig geworden und stolpere im Internet über die Seite von Tobias Hopfner (→ osteopathie-hopfner.de). Was für ein Glücksgriff! Denn er bietet nicht nur Osteopathie, gynäkologische Osteopathie, Hormontherapie und Hypnosetherapie an. Er ist zudem Dozent für Osteopathie an der Hochschule Fresenius und arbeitet eng mit einem Endometriose-Zentrum zusammen. Doch das Wichtigste für ihn ist: Er ist Mensch, der Menschen behandelt!

In der Osteopathie sind Körper, Seele und Geist eine untrennbare Einheit. So behandelt Hopfner seine Patienten ganzheitlich. Seiner Meinung nach ist es ganz klar: Menstruationsschmerzen sind nicht normal! Schmerzen beim Sex sind nicht normal! Die Pille als reine Symptombekämpfung unterdrücke die Frage nach den Ursachen nur. Mit Standardantworten gibt er sich jedenfalls nicht zufrieden:

»Einer meiner ›Lieblings-Tipps‹ von der Schulmedizin bei Retroversio Uteri, also nach hinten geneigter Gebärmutter, ist ja: Sex nur noch von hinten, weil es weniger wehtut! Es wird gar nicht erst versucht, andere Möglichkeiten zu eröffnen. Es wird nur empfohlen, das zu vermeiden, was wehtut, und das muss dann reichen. Die Vermeidung löst aber nicht das Problem!«

Touché

Aus Sicht der Osteopathie spielen verschiedene Faktoren eine Rolle: die hormonelle Situation, die Position der Gebärmutter sowie die arterielle, venöse, nervale und lymphatische Versorgung. Bei Dyspareunie kann aus osteopathischer Sicht eine interne, vaginale Behandlung (Touché) angezeigt sein. Als Frau von einem Mann vaginal behandelt zu werden, der kein schulmedizinischer Gynäkologe ist, ruft schon mal gewisse Vorbehalte hervor. Hopfner erklärt es aus seiner Sicht:

»Es ist wichtig, diesen Bereich nicht nur als Sexualorgan wahrzunehmen und mit einem sexuellen Tabu gleichzusetzen. Das sind ganz normale körperliche Strukturen. Ob ich auf einen Muskel in der Schulter drücke oder vaginal im Beckenboden eine Struktur bearbeite, macht fachlich keinen Unterschied. Die Patientinnen spüren schnell, es ist nichts Sexuelles. Es ist etwas Strukturelles, und sie werden mit ihren Erfahrungen und Schmerzen ernst genommen. Während ich an der Struktur arbeite, ist mir klar, was es für die Frau bedeutet und was sie vielleicht schon alles erlebt hat. Sie muss hier nichts beweisen. Ich glaube ihr.«

Hopfner berichtet, nicht selten erlebe er medizinisch induzierte Traumata, unter anderem durch vergangene, unfeinfühlige gynäkologische Untersuchungen. Die Patientin hätte bei ihm jederzeit die Kontrolle und bestimme auch, wenn abgebrochen werden soll.

Alles dreht sich um die Gebärmutter

In der Osteopathie ist der Gebärmutterhals das Zentrum der Schwerkraft bei der Frau. Das ist die Stelle, um die sich der weibliche Körper ausrichtet, und sie muss geschützt werden. Um diese Achse muss sich alles herum drehen und bewegen können. Dafür muss sie mobil und wenn möglich zentriert sein. Für die Schulmedizin ist die Positionsveränderung der Gebärmutter eine Normvariante ohne Krankheitswert. Das sieht die Osteopathie anders. Hopfner: »Meine Idee ist, dass es eine Korrelation zwischen der Positionsveränderung und den Schmerzen gibt. Leider konnte ich noch keine einzige Studie finden, die dieser Frage auf den Grund geht. Diese Erklärung widerspricht auch in keiner Weise schulmedizinischen Denkansätzen, die genau auf diese Weise an anderen Körperstellen Beschwerden erklären.«

Die Position von Gebärmutter und Gebärmutterhals kann aus vielen Gründen verändert sein: Endometriose, Adenomyose, Verwachsungen oder ein fehlender Eierstock zum Beispiel. Bei einer Entzündungsreaktion bilden sich Eiweiße. Diese wirken wie Klebstoff und führen potenziell zu Verklebungen und daraus resultierend zu Spannungen. Dadurch kann die Gebärmutter verzogen, dezentriert, in sich verspannt und fixiert sein.

Seelenwanderung

Hopfner klärt mich darüber auf, dass selbst emotionale Belastungen zu einer Positionsveränderung der Gebärmutter führen kann. Durch Stress kommt es zu Spannung in Faszien und Bändern, die sich somit verkürzen. Auf diese Weise ziehen sie die Gebärmutter aus ihrer Mitte heraus.

Die folgenden Ausführungen des Osteopathen sind sehr anatomisch. Man muss sich vor Augen führen, dass die Strukturen alle durch vaginale Osteopathie bearbeitet werden und eventuelle Problematiken so gelöst werden könnten, einschließlich der Dyspareunie:

Durch das breite Gebärmutterband (Ligamentum latum – auf Abbildungen sieht es für mich ein bisschen aus wie Fledermausflügel, in deren Mitte die Gebärmutter sitzt) laufen Gefäße, welche Gebärmutter und Eierstöcke versorgen. Herrscht nun auf der einen Seite der Gebärmutter eine Spannung, die die Gebärmutter aus der Mitte herauszieht, entsteht auf einer Seite ein Druck, auf der anderen Seite ein Zug. So kommt es zu Kompressionen und Dehnung der Gefäße und daraus resultierend einer reduzierten arteriellen Versorgung, venös-lymphatischen Stauungen und Irritationen der Nerven der Unterbauchorgane, wie zum Beispiel von Gebärmutter, Eierstock, Eileiter und Blase. Bei Menstruation und Orgasmus kontrahiert die Gebärmutter. Wenn die arterielle Versorgung reduziert ist, kann dies zu lokalem Sauerstoff- und Nährstoffmangel führen. Kompressionen von Nerven führen zu Schmerzen und Funktionseinschränkung sowie einer erhöhten oder reduzierten Spannung.

Durch eine Minderversorgung der Blase kann es in der osteopathischen Idee zu chronischer Blasenentzündung ohne Bakterien kommen. Auch wenn die Gebärmutter nach vorn geneigt ist, kann es durch den mechanischen Druck zu vermehrtem Harndrang kommen.

Blasenprobleme am Bein

Der Hauptnerv, der den Unterbauch versorgt, entspringt aus dem Kreuzbein. Er zieht in seinem Verlauf zunächst äußerlich durch die Gesäßmuskeln, später auf der Innenseite des Beckens Richtung Schambein, und versorgt unter anderem Vulva, Klitoris, Blase und den Beckenboden. Ist dieser Nerv beeinträchtigt, können in den aufgeführten Strukturen Irritationen entstehen. Ein sehr breites, stabilisierendes Band zieht vom Schambein über Blase, Gebärmutter und Darm zum Kreuzbein. Wenn die Gebärmutter nach vorn geneigt ist, kann es einen Zug über dieses Band auf das Kreuzbein geben. Dies sind wohl klassischerweise Frauen mit Rückenschmerzen sowohl während der Menstruation, zum Teil auch unabhängig davon.

Ein weiterer Erklärungsansatz für Beschwerden sind sogenannte viszerosomatische beziehungsweise somatoviszerale Reflexbögen. So kann es zum Beispiel sein, dass ein Nerv, der das Bein versorgt, an derselben Stelle in das Rückenmark mündet wie der Nerv, der die Blase versorgt. Hat man sich beispielweise am Bein verletzt und es wird ständig eine Irritation gemeldet, kann es, wie bei schlecht isolierten Stromkabeln, zu Übersprungshandlungen kommen. Der Nerv der Blase wird dabei irritiert, im System wird der Blase ein Schmerz gemeldet, ohne dass eine direkte Irritation vorliegt. Andersherum gilt dieses Prinzip auch. Irritationen der Blase können so zu Schmerzen im Bein führen.

Die motzende Gebärmutter

Das Kreuzbein soll frei beweglich sein, denn hier liegt ein Nerv, der unter anderem Einfluss darauf hat, ob die Gefäße eng oder weit gestellt sind. Allein durch Spannung in den Gesäßmuskeln und den danebenliegenden Bändern des Iliosakralgelenkes können die Nerven potenziell schon komprimiert werden.

Bei der vaginalen Osteopathie können also Spannung, Zug und Position der Strukturen untersucht werden. Zudem kann man feststellen, wie gut das Gewebe »durchsaftet« ist. Das hat nichts mit der Feuchtigkeit durch Erregung zu tun, sondern ob ein Gewebe gut durchblutet und weich ist.

Beim Tasten stellt Hopfner häufig fest, dass die Gebärmutter in sich selbst angespannt ist. Dann ist der Gebärmutterhals richtig »hochgezogen«, als würde ein motziges Kind die Füße anziehen. Durch osteopathische Behandlung der Löcher im Becken rechts und links von der Gebärmutter (Foramen obturatorium) löst sich seiner Erfahrung nach diese Verspannung häufig, und die Gebärmutter kann sich wieder entspannen.

»Ich behandle das Drumherum und biete der Gebärmutter den Raum, in dem sie sich entspannt wohlfühlt und in den sie von selbst wieder hineinrutschen kann. Das hat wenig mit Manipulation oder Zwang zu tun«, so Hopfner.

Entspannung und Entfaltung

Das Ziel der Behandlung ist Weichheit und Entspannung. Dadurch können Gebärmutter und Zervix wieder ihre Mitte finden. Wenn man sich nun die genaue Anatomie und Physiologie betrachtet, so kann es durch dieses Erklärungsmodell potenzielle Ansätze zur Behandlung von Menstruationsschmerzen, Schmerzen beim Sex, Blasenprobleme, Verdauungsprobleme und Beckendysfunktionen und vielem mehr geben. Selbst die Hormonsituation kann durch Osteopathie beeinflusst werden, denn Eierstöcke und Eileiter sind ebenso auf die Versorgung mit Blut und Sauerstoff angewiesen, die sich durch Weichheit und Entspannung wieder normalisieren können.

Am Ende des Interviews erklärt mir Hopfner: »Die Patientin ist das Zentrum der Therapie. Das Gewebe setzt mir eine mechanische wie emotionale Grenze, die ich dringend respektieren sollte. Viel hilft viel ist nicht angebracht. Patientinnen erleben zu häufig, dass ihre Grenzen nicht respektiert und toleriert werden. Wenn ich diese Grenze missachte, werde ich Stress und eine Gegenspannung erzeugen und letztendlich das Gegenteil von dem bewirken, was ich eigentlich will: Entspannung. Bei der vaginalen Arbeit gibt es ganz viele emotionale Grenzen. Ich gehe erst weiter beim Tasten, wenn ich merke, dass sich die emotionale Anspannung gelöst hat. Der wirklich gute Osteopath ist am Ende die Persönlichkeit, nicht ausschließlich die Technik und das Wissen. Man muss selbst parasympathisch, also entspannt sein, und Sicherheit geben. Osteopathie spricht Körper, Seele und Geist an. Am Schluss folgt die Struktur. Die Patientin entscheidet jederzeit, wie viel Anteil sie der Erkrankung seelisch gibt und wie viel Anteil körperlich. Oft wollen die Patientinnen erst einmal mehr körperlich arbeiten. Doch häufig kommen sie irgendwann zum Seelischen, und wir beginnen mit Hypnotherapie.«

So war es bei mir auch. Über Jahre war ich nur auf den Körper fokussiert. Erst der eingangs erwähnte Denkanstoß hatte mich Richtung Psyche geschupst.

FAZIT

Schmerzen beim Geschlechtsverkehr werden als größte Belastung für die Lebensqualität benannt. Umso schlimmer ist es, dass diesem Thema bisher nicht viel Beachtung geschenkt wurde. Eher wird versucht, wahren Lösungen auszuweichen, indem man selbst in der Sexualtherapie die Einstellung der Frau umformen und ihre Bedürfnisse den niedrigen Versorgungsstandards angleichen will. Vaginale Osteopathie könnte eine hilfreiche, alternative Methode sein.

DIE PSYCHE MITBEHANDELN

Wenn man bedenkt, dass wir mit Endometriose doppelt und dreifach belastet sind und die psychischen Auswirkungen der Erkrankung noch lange zurückbleiben können, selbst wenn eine Operation zur Schmerzbekämpfung geglückt sein sollte, ist es mehr als dramatisch, dass es nicht schon längst Standards in der psychischen Versorgung gibt. Wo stehen wir gerade in der Entwicklung? Und was kann eine Psychotherapie, wie etwa eine Verhaltenstherapie, bei Endometriose überhaupt bewirken?

Endometriose ist nicht psychosomatisch, sie ist somatopsychisch

Johanna Netzl ist Wissenschaftlerin an der Berliner Charité. Ihr Forschungsschwerpunkt ist die psychische Gesundheit von Frauen mit Endometriose. In ihrer derzeitigen Studie versucht sie zu ermitteln, wie die Versorgungssituation verbessert werden kann.

»Endometriose ist keine klassische psychosomatische Krankheit, es ist eher andersherum eine somatopsychische Krankheit – eine somatische Erkrankung mit Auswirkungen auf das psychische Wohlbefinden. Natürlich wirkt sich beides immer aufeinander aus. Frauen mit chronischen Unterbauchschmerzen haben mehr psychische Erkrankungen als die ohne Schmerzen. Wichtig ist es, den Fokus auf die Schmerzprävention zu legen. Interessanterweise habe ich bei meinen Daten keine Zusammenhänge zwischen psychischen Erkrankungen und Infertilität gefunden. Der Fokus der Endometriose-Behandlung liegt oft auf Infertilität, was natürlich auch seine Berechtigung hat. Aber die Schmerzen eben auch, und das fällt manchmal hinten runter. So gibt es etwa Statistiken, die zeigen, dass Infertilitätspatientinnen drei Jahre bis zur Diagnose brauchen und Schmerzpatientinnen eher zehn. Diese Diskrepanz ist ein Problem.

Bei Endometriose kann eine reaktive Depression oder eine psychische Störung im Vorfeld unabhängig der Endometriose vorliegen. Bei psychologischen Interventionen muss man unterscheiden zwischen Psychotherapie und psychologischen Schulungen. Psychotherapie ist eine Heilbehandlung, die indiziert ist, wenn eine psychische Krankheit, eine psychische Störung vorliegt. Psychische Schulungen, wie es sie schon für Asthma oder Diabetes gibt, sind viel breiter aufgestellt. Hier wird Wissen über die Erkrankung vermittelt und über die Prozesse, die eine Rolle spielen. Das ist eine Präventionsmaßnahme, um die Patientin besser aufzustellen. Es wäre wichtig und ein gutes Ziel bei Endometriose darauf hinzuarbeiten, weil man so viel vorbeugen könnte, vor allem durch Grundlagenvermittlung: Was ist Endometriose? Welche Ernährung könnte helfen? Oder Grundlagen zu Schmerzmechanismen, Entspannungsmethoden, Yoga, Beckenbodenmuskulatur, Bausteine zur Sexualität, Kommunikation mit Partner/Partnerin etc.«

Kann Psychotherapie bei Endometriose wirken?

Psychotherapeutische Behandlungen wirken sich zuweilen mehr körperlich aus, als man vielleicht annehmen mag. So können sie etwa bestimmte hormonelle Fehlregulationen normalisieren. Am Kompetenzzentrum Psychotraumatologie der Universität Konstanz fand man heraus, dass selbst traumabedingte Erbgutschäden durch Psychotherapie wieder rückgängig gemacht werden können.

Es wurde festgestellt, dass eine Kombination aus Physiotherapie und Psychotherapie bei Frauen mit Endometriose den Cortisolspiegel ausgleichen und Vitalität und Körperfunktionen verbessern konnte. In einer Untersuchung von 2017 konnte man zeigen, dass Psychotherapie in Kombination mit Akupunktur-Stimulationstechniken bei Endometriose-Patientinnen zu einer Verbesserung der Schmerzsymptomatik und der Lebensqualität geführt hat und diese auch in einer Nachuntersuchung nach zwei Jahren stabil blieb.

Langzeiteffekte nach sechs Jahren konnten infolge einer achtsamkeitsbasierten psychologischen Intervention mit Visualisierungstechniken, Beratung, Gruppenunterstützung und Patientinnenschulung mit Fokus auf Erschöpfung, Schlafqualität, Arbeit, Beziehungen und Familienangelegenheiten gezeigt werden – und das nach nur zehn Sitzungen.

Wir brauchen flächendeckend mehr solcher Angebote für die Betroffenen. Meiner Meinung nach sollte man auch nicht damit warten, bis die Patientin emotional zusammengebrochen ist. Es sollte fester Bestandteil der Endometriose-Behandlung sein oder zumindest als Option immer mit angeboten werden. Solange dies noch nicht der Fall ist, müssen wir uns mühsam selbst alles zusammensuchen und geeignete Therapeuten für uns finden, die dem Thema offen gegenüberstehen. Das ist gar nicht mal so einfach!

Das wichtigste Werkzeug gegen den Schmerz ist dein Gehirn!

Eine Verhaltenstherapie geht nicht zurück in die Kindheit, sondern ist auf das Heute fokussiert. Es geht um das Erlernen von Fertigkeiten im Umgang mit den eigenen Gefühlen und Einstellungen. Man soll die Beziehung zwischen den eigenen Gedanken und Gefühlen verstehen, insbesondere in ihren Auswirkungen auf das körperliche Empfinden und das Verhalten. Wenn man diese Beziehungen für sich aufdröselt und versteht, könne man sie umbewerten und verändern. Was hier so abstrakt zusammengefasst ist, verdeutliche ich im Folgenden an einem Beispiel. Auch wenn die Therapie immer individuell abgestimmt werden sollte, kann man sich so schon mal ein Bild davon machen, wie eine Verhaltenstherapie aussehen könnte.

Die Psychologin Paula Watkins und die Patientin Sylvia Freedman, Mitbegründerin der Initiative Endo Active in Australien, berichten auf der australischen Plattform endoactive.org.au anschaulich von den gemeinsamen Behandlungserfolgen mit einer Mischung aus Verhaltenstherapie und Achtsamkeitsübungen.

Ein Jahr zuvor war Sylvia im Krankenhaus zu ihrer zweiten Bauchspiegelung. Die Schmerzen waren außer Kontrolle, schildert sie. Die Ärzte wussten nicht mehr, was sie noch ausprobieren konnten. Das gesamte Arsenal an Schmerzmitteln wurde ihr verabreicht, mit dem Ergebnis, dass sich noch im Krankenhaus Halluzinationen bei ihr einstellten. Das war der Punkt, an dem sie sich dazu entschlossen hatte, es noch einmal mit einer Psychotherapie zu versuchen, auch wenn sie zuvor keine guten Erfahrungen damit gemacht hatte. Einfach nur zu reden hatte ihr damals nicht geholfen. Doch bei Paula war alles anders. Sie gab Sylvia konkrete Aufgaben und damit eine klare Richtung. Das hatte ihr dabei geholfen, die Kontrolle zu übernehmen, wie sie sagt.

Schmerztagebuch

Sie begann, ein Journal zur Selbst- und Schmerzachtsamkeit zu führen. Täglich notierte sie ihre Stimmung, ihre Tätigkeiten, Ernährung, Stressoren und Schmerzlevel. Nach einer Weile konnte sie bestimmte Muster zwischen ihrem Verhalten, ihren Gedanken und dem Schmerz erkennen. Daraus entwickelte sie eine tägliche Routine mit Dingen, die ihr guttun.

Im nächsten Schritt ging es darum, ihre Aktivitäten anzupassen, denn Schmerzpatientinnen gehen oft in zwei Extreme: Entweder, sie pushen durch den Schmerz durch, was zu einer totalen Erschöpfung führt, oder sie machen beim geringsten Anzeichen von Schmerz gar nichts mehr, mit der Folge, dass man die Schmerzen immer früher wahrnimmt und sich immer mehr von Aktivitäten zurückzieht.

Eine hilfreiche Methode ist beispielsweise eine Schmerztabelle, mit den Schmerzleveln 1 bis 10 (1 = kein Schmerz bis 10 = extreme Schmerzen). Hier kann man nun festhalten, welche Tätigkeiten auf dem jeweiligen Schmerzlevel noch möglich sind. Ich habe die Tabelle einmal selbst für die Zeit meiner schlimmsten Schmerzen ausgefüllt:

1: Alles ist möglich
2: Fast alle Aktivitäten möglich (Einschränkungen bei Heben und Tragen)
3: Lange Runde durch den Wald
4: Kurze Runde spazieren gehen
5: Leichte Tanzbewegungen im Wohnzimmer
6: Somatics, einfache Yoga-Übungen
7: Lesen, Schreiben
8: Fernsehen
9: Baden
10: Nichts mehr

Basierend auf dieser Tabelle soll man sich nun Ziele setzen, so klein diese am Anfang auch sind. Das kann schon mit Aufstehen und Duschen anfangen, sich anziehen oder in die Bäckerei gehen. Nach einer Weile konnte Sylvia immer mehr Aktivitäten zur Liste hinzufügen. Vor allem nahmen die Schmerzen kontinuierlich ab, wie sie berichtet. Sie kombinierte ihre Verhaltensänderungen mit Atem- und Achtsamkeitsübungen. Achtsamkeit und Meditation wirken nachweislich positiv auf das parasympathische Nervensystem, was den Stresslevel und damit Entzündungen herabsetzen kann.

Ein Jahr nach dem Krankenhausaufenthalt hat Sylvia nur noch selten ganz leichte Schmerzen, wie sie berichtet. Mithilfe der Verhaltenstherapie hat sie ihr Schmerzerleben erfolgreich umtrainiert.

Noch fehlen Studien, die das Ausmaß und den Nutzen von psychotherapeutischen Interventionen bei Endometriose definieren. Die Forschungsarbeit von Frau Netzl ist ein wichtiger Pflasterstein auf dem Weg hin zu einer besseren psychologischen Versorgung für die Patientinnen. »In Deutschland sind wir in der glücklichen Lage, dass Krankenkassen Psychotherapien übernehmen«, sagt sie. »Man kann sich fünf Erstgespräche ansehen, denn es ist wichtig, dass es passt und man sich gut aufgehoben und verstanden fühlt.«

Wie immer muss man sagen, nicht allen Betroffenen helfen alle Maßnahmen auf gleiche Weise. Verhaltenstherapie hatte mich persönlich nicht weitergebracht. Da saß etwas tiefer. Lange hatte ich dazu keinen Zugang. Ich war regelrecht abgeschnitten von meinen Gefühlen.

Alexithymie – wenn man nicht fühlt, was man fühlt

Ich stelle dir jetzt eine Frage, und ich möchte, dass du nicht lange über die Antwort nachdenkst. Schreibe einfach das Erste auf, was dir in den Sinn kommt.

WAS WÄRE, WENN DER ENDOMETRIOSE-SCHMERZ NICHT DA WÄRE?

Vor einigen Jahren stellte mir die Gründerin der Selbsthilfegruppe Bonn, Claudia Ott (Instagram: @_thewayyoushine_), genau diese Frage. Es war ein sehr wichtiger Moment auf meinem Endometriose-Weg. Ich habe gar nicht über die Antwort nachdenken müssen, sie kam wie automatisch aus mir heraus: »Dann wüsste ich gar nicht, wie es mir geht!«

Über meine Worte war ich selbst sehr überrascht. Vor allem wusste ich noch lange nicht, dass es einen passenden Fachbegriff zu ihr gibt: Alexithymie.

Ich glaube, mir sitzt eine Emotion quer!

In mehreren Forschungsarbeiten konnte gezeigt werden, dass Frauen mit Endometriose und chronischen Beckenschmerzen höhere Werte für Alexithymie aufweisen als gesunde Frauen. Es ist die Unfähigkeit, die eigenen Emotionen zu erkennen und zu beschreiben. Es geht oftmals einher mit Problemen in der sozialen Bindung und zwischenmenschlichen Beziehungen. Es wird auch »Gefühlsblindheit« genannt. Dies bedeutet allerdings nicht, keine Gefühle zu haben. Man kann sie nur nicht gut zuordnen. Körperreaktionen oder Schmerzen, die in Stresssituationen entstehen, werden nicht mit den jeweiligen Emotionen in Verbindung gebracht.

Man bekommt schon mit, dass man heftige emotionale Reaktionen hat, weiß aber in dem Moment nicht: Ist es Angst, Trauer oder Wut? Endometriose-Betroffene zeigen zusätzlich Schwierigkeiten, außenorientiert zu denken, was wiederum auf eine unzureichende Innenansicht zurückzuführen ist. In anderen Worten: Oft fehlt es an tiefer Bindung – zum Selbst und zu anderen.

Die Ursachen für Alexithymie liegen in der Kindheit. Häufig sind Betroffene als Baby oder Kleinkind nicht besonders feinfühlig behandelt worden. Die Eltern haben auf die kindlichen Bedürfnisse nicht liebevoll reagiert. Kleinkinder nehmen sich in solchen Fällen tatsächlich mit den eigenen Bedürfnissen bereits zurück.

Ein signifikantes Merkmal bei Alexithymie ist eine große Schwankung zwischen gar keinem Gefühlsbewusstsein und einer extremen Spitze in der emotionalen Aktivierung, eine Art Dysregulation der Gefühle. So neigen Betroffene oft zu Vermeidungsverhalten aller Ereignisse, die mit heftigen Gefühlsregungen in Zusammenhang stehen. Menschen ohne Alexithymie sind sich beispielsweise ihrer Wut in allen Stadien bewusst und können diese ausdrücken. Menschen mit hoher Alexithymie neigen dazu, Wut lange wegzudrücken und dann plötzlich zu reagieren. Übersetzt bedeutet Alexithymie »Keine Worte für Gefühle«. Die Worte fehlen nicht nur für die eigenen Gefühle, sondern meist auch für die des Gegenübers. Daher ist man umgekehrt ebenso von Gefühlsausbrüchen anderer überrumpelt.

Völlig neben der Empfindungsspur

Ich könnte ein ganzes Buch allein schon über meine Erfahrungen mit Alexithymie schreiben: In Situationen mit heftigen Gefühlsregungen, seien sie positiv oder negativ, war ich – oder bin ich zum Teil heute noch – völlig überfordert. Meist bin ich abgeschaltet. Wenn ich unterbewusst mitbekomme, dass da eine Emotion auf mich zugeschossen kommt, ist es so, als würde ich ihr ausweichen und auf eine andere zugreifen, die mir gerade »schonender« erscheint: In Streitsituationen fange ich zu scherzen an, in romantischen Situationen verfalle ich in einen Redeschwall, in Katastrophen werde ich ruhig, und wenn mir jemand eine emotionale Nachricht überbringt, ob sie mich direkt betrifft oder nicht, bekam ich schon öfters eine Art unkontrollierbaren Schüttelfrost. Immer scheine ich unangemessen neben der Gefühlsspur zu laufen und disreguliert zu reagieren. Die Diagnosen, die ich mir selbst gestellt hatte, reichten von ADS bis Asperger. Bis mein Psychologe sagte, dies sei es alles nicht.

Mit Alexithymie ist man im Alltag einem enormen Dauerstress ausgesetzt. Laut einer italienischen Studie von 2018 ist die Wahrscheinlichkeit gegeben, dass Alexithymie bei Frauen mit Endometriose die Schmerzsymptomatik verstärken könnte. Dies gilt sicher nicht nur für chronische Beckenschmerzen, sondern auch für Dyspareunie.

Der Eisbär im Auto

»Die Psyche muss immer mitbehandelt werden, sonst wird das nix!« Ich saß vor einem Frauenarzt, den ich nicht als Patientin, sondern zur Vorbereitung auf eine Endometriose-Veranstaltung besuchte. Wir gerieten ins Plaudern. Dabei machte er seltsame Handbewegungen, ein bisschen wie Joe Cocker bei Live-Auftritten. Erst dachte ich, na ja, vielleicht ist es ein Tick, und versuchte, es aus Höflichkeit zu ignorieren. Dann sagte er plötzlich: »Sie bevorzugen pflanzliche Mittel vor homöopathischen, nicht wahr?« Ja, es stimmte. »Bei homöopathischen Mitteln habe ich immer ein bisschen Respekt vor der Erstverschlimmerung«, erwiderte ich verdutzt. »Ja, ja, dachte ich mir schon.« Und er schrieb etwas auf einen Zettel, den er mir dann zuschob. »Nehmen Sie das!«

»Sie haben sicherlich meine Handbewegungen bemerkt«, setzte er fort. »Ich mache das schon seit Jahren. Ich rute meinen Patientinnen die Heilmittel zu, die am besten zu ihnen passen.« Er erzählte mir, dass gut 90 Prozent der Endometriose-Patientinnen in seiner Praxis so gut wie schmerzfrei seien. Man müsse sich als Arzt auf die Betroffenen einlassen, ihnen zuhören. »Endometriose-Patientinnen sind die bemitleidenswertesten Wesen, die ich je gesehen habe«, merkte er an. Und er erzählte mir von seinem Netzwerk an Psychologen und dass er immer versuche, den Betroffenen so schnell wie möglich einen Platz bei diesen zu vermitteln. Ich dachte mir: Kein Wunder, dass er in der Behandlung so erfolgreich ist, er hat etwas, was meines Erachtens die wichtigste Zutat in einem Heilberuf ist: Mitgefühl!

Da löst sich was

Nach dem Termin setzte ich mich in mein Auto. Ich konnte noch nicht sofort losfahren. Irgendwas arbeitete in mir. Eine Druckwelle in meinem Inneren baute sich auf. Sie musste sich entladen. Ich schlug mit meiner rechten Hand gegen das Autodach, es war mehr ein Automatismus als alles andere. Ich begann, herzzerreißend und laut zu weinen. Die Begegnung half, ein Stück weit etwas loszulassen. Zum ersten Mal fühlte ich mich von einem Gynäkologen »gesehen«. Rückblickend weiß ich, dass es die Kombination meiner damaligen Psychotherapie und der tiefen, mitfühlenden Begegnung mit diesem Arzt war, welche meine »Traumabewegung« ausgelöst hatte.

Traumabewegung? Ich erkläre es anhand eines Beispiels, das ich selbst bei einem Vortrag über Trauma kennengelernt und damit zum ersten Mal dessen Bedeutung verstanden hatte:

Ein Eisbär bekommt einen Betäubungsschuss versetzt. Er liegt am Boden auf der Seite. Als er wieder zu sich kommt, passiert Folgendes: Immer noch auf der Seite liegend machen seine Beine automatisch die Laufbewegung weiter, aus der ihn der Betäubungsschuss herausgerissen hatte. Die Psychologin hält das Video an und sagt: »Das ist Trauma.« Die Energie der Bewegung, die in dem Moment eines traumatisierenden Ereignisses abrupt unterbrochen wurde und die somit nicht vollendet werden konnte, steckt noch im Körper. Die Laufbewegung, die der Eisbär, oder besser gesagt das Nervensystem des Eisbären, beim Erwachen aus der Betäubung ausführte, war seine Traumabewegung. Auch wenn die Situation vorbei war, sein Körper war immer noch auf der Flucht.

In meiner Ausbildung zum Somatics Coach erklärt mein Lehrer, dass wir erst gute Coaches sein könnten, wenn wir unsere eigenen Wunden bearbeitet hätten. Erst dann könne man Sicherheit vermitteln. Denn unser Supersystem heile nur in Sicherheit – ein Aspekt, den Rabea Kieß in unserem Interview schon angesprochen hatte. Als Coach müsse man den Elternteil oder zumindest diejenige Bezugsperson ersetzen, die bei einer eventuell traumatisierenden Erfahrung entweder für den Trost nicht da war oder sich nicht um den Trost gekümmert hatte. In der Traumaarbeit weiß man, dass posttraumatische Belastungsstörungen umso geringer ausfallen, wenn sofort und adäquater Trost geleistet wird. Wenn man Sicherheit vermittelt, wenn sich Menschen öffnen, können sie Traumatisches besser integrieren.

Der Gynäkologe hatte durch seine Empathie und sein wirkliches Interesse an mir genau das getan, er hatte mir Sicherheit vermittelt. Das hatte bis dahin noch kein Gynäkologe geschafft.

FAZIT

Die Endometriose ist eine körperliche Erkrankung mit zum Teil schwerwiegenden Folgen für das psychische Wohlbefinden. Noch fehlen Standards in der psychologischen Versorgung, doch man arbeitet bereits daran, die Zusammenhänge besser zu verstehen und den Bedarf der Patientinnen zu ermitteln. Verfahren aus der Verhaltenstherapie mit achtsamkeitsbasierten Übungen zeigen sich bereits als Erfolg versprechend in der Schmerzbekämpfung.

Viele Frauen mit Endometriose leiden auch an Alexithymie. Damit sind wir von unseren Gefühlen abgeschnitten, gleichzeitig fühlen wir den Schmerz umso stärker. Zusammenhänge und Ursachen hat man noch nicht endgültig klären können. Mit Alexithymie ist man emotional dysreguliert. Es ist daher wichtig, Behandler zu finden, bei denen man sich in Sicherheit und gut aufgehoben fühlt, um den Stresslevel in einer eh schon belastenden Situation möglichst gering zu halten. Alexithymie kann ein Symptom von Trauma sein.

ZEIT DES ERWACHENS – ENDOMETRIOSE UND TRAUMA

Ich habe eine komplexe posttraumatische Belastungsstörung, und das seit meiner frühesten Kindheit. Das weiß ich erst seit fünf Jahren. Meine erste Diagnose hieß »Dysthymie«. Laut der Harvard Medical School hat diese Form der leichten, chronischen Depression ihre Wurzeln unter anderem in Kindheitstraumata – so laufen die Fäden bei mir zusammen.

Wenn man nicht sein kann, wer man ist

»Hat denn jetzt jeder ein Trauma?« – eine Frage, die in letzter Zeit häufig gestellt wird. Studien zufolge sind posttraumatische Belastungsstörungen zumindest völlig unterdiagnostiziert. Leider verhält es sich bei dem Thema so ein bisschen wie mit der Endometriose: Nicht alle Psychologen kennen sich wirklich damit aus. Die komplexe posttraumatische Belastungsstörung wurde erst 2019 offiziell ins ICD (International Classification of Diseases) als eigenständige Diagnose aufgenommen. Therapeuten, die sich mit Trauma auskennen, sagen, dass viele ihrer Kollegen die Störung häufig nicht erkennen würden, weil diese das sogenannte »funktionale Ich« der Klienten für den gesunden Anteil hielten. Dabei ist es nur der vordergründige Autopilot, der den Alltag wuppt. Dahinter liegt oft die Verzweiflung. Es ist gar nicht so selten, dass man bei Trauma sogar ein sehr hochfunktionales vordergründiges Ich entwickelt, das Hochleistungen erbringt. Sich in die Überbeschäftigung zu stürzen, lenkt von unangenehmen Gefühlen ab, die man verdrängt.

Eine traumabedingte Störung ist zum Beispiel die dissoziative Störung. Diese käme laut Studienergebnis wahrscheinlich so häufig vor wie Depressionen! Dissoziative Zustände erlebt jeder Mensch im Alltag. Es ist eine Art Versunkensein, etwa wenn man sich stark konzentriert, in eine Tätigkeit vertieft ist oder etwas routinemäßig macht wie Autofahren. Ist dieser Zustand durch ein Trauma initiiert, tritt er immer wieder unkontrolliert auf, meist durch Trigger, die einem nicht bewusst sind (Gerüche, Geräusche, Objekte, Worte, Blicke ... es kann alles sein), und man kann nicht willentlich wieder aussteigen. Man spaltet einen Teil seiner Emotionen von sich ab, fühlt sich losgelöst vom Selbst (Depersonalisation) oder von der Umgebung (Derealisation), man kann sich an viele Lebensereignisse, manchmal an ganze Lebensabschnitte und Jahre, nicht mehr erinnern (dissoziative Amnesie). Der Psychologe sagte damals zu mir, eine dissoziative Störung sei keine psychologische Krankheit, die man von Geburt an hätte oder bei der Medikamente etwas bringen würden. Es sei eine Störung, die man im Leben erworben hätte, ein Schutzmechanismus.

Völlig losgelöst

Bei mir ist die dissoziative Amnesie immer noch sehr stark ausgeprägt. In die Derealisation falle ich nur noch selten. In diesem Zustand sah es früher häufig so bei mir aus, dass ich mich von anderen wie durch eine unsichtbare Glasglocke getrennt fühlte. Ich hatte dann tatsächlich Probleme, die anderen auch gut zu hören, sie klangen seltsam entfernt. Das passierte mir vor allem in einer größeren Personengruppe, meist mit einem Gefühl der Panik und Adrenalinschüben verbunden. Lange Zeit dachte ich, es wären einfach nur Kreislaufprobleme. Weihnachtsfeiern und jegliche Situationen, bei denen man sich mit mehr als zwei Menschen unterhalten muss, waren für mich immer ein Albtraum. Was man mir vielleicht als Desinteresse oder Arroganz auslegte, war in Wirklichkeit eine völlige Unfähigkeit, im Außen zu handeln.

Ein Symptom der Depersonalisation bei mir ist zum Beispiel, wenn ich in mein Gesicht fasse und gerade angetriggert bin. Dann erlebe ich es nicht so, dass ich mein Gesicht anfasse. Ich erlebe es eher so, als würde ich ein Objekt vor mir anfassen. Ich bin in solchen Momenten tatsächlich von mir getrennt. Es gab Augenblicke, da hat mir dieser Zustand geholfen zu überleben, so auch in Krankenhaussituationen im Zusammenhang mit der Endometriose. Man hat mir bei vollem Bewusstsein die Magensonde durch die Nase geschoben. Zwei Helfer hatten schon bereitgestanden, weil Patienten wohl oft anfangen, sich zu wehren, zu würgen, um sich zu treten. Ich hingegen hatte keinen Mucks von mir gegeben, drei große Augenpaare starrten mich ungläubig an. Der Arzt, der mir nach der OP die Drainage zog, entschloss spontan, mich ohne Betäubung zu nähen. Er wollte nicht noch mal extra losziehen, um das Eisspray zu holen, das er vergessen hatte. Es durchfuhr mich zwar ein brennender Schmerz, von mir kam aber kein Laut. Ich bin in solchen Momenten unfähig zu kommunizieren.

Ein Trauma ist nichts rein Psychologisches. Es wirkt auf die Psyche, aber es steckt im ganzen Körper. Man konnte zeigen, dass es sogar epigenetische Veränderungen zur Folge hat. Es wird diskutiert, ob eine (K)PTBS letztendlich nicht sogar eine immunologische Störung sei. Die HPA-Achse sei aktiviert und das immunologische Gleichgewicht in einen entzündungsfördernden Zustand verschoben. Man findet erhöhte Spiegel an Zytokinen, wie etwa IL-6 oder IL-17. Alles Faktoren, die auch bei der Endometriose nachgewiesen wurden.

Die gute Nachricht zuerst: Hirn, Nervensystem und Immunsystem verfügen über eine sogenannte »Plastizität«. Studien haben gezeigt: Dissoziation, Trauma und Traumafolgen, einschließlich Zellschädigungen und epigenetische Veränderungen – selbst wenn sie durch mehrere Generationen weitergegeben wurden – sind umkehrbar.

Wach auf, Schatz!

Mein Jahr in Schottland. Das Jahr, in dem ich auf unerklärliche Weise plötzlich schmerzfrei war. Hatte mein Schmerzgedächtnis etwa Gedächtnisverlust erlitten? Es ist eine sehr ernst gemeinte Frage von mir, wenn man bedenkt, was wir alles versuchen, um unser Schmerzgedächtnis umzutrainieren. Am Ende hatte ich nichts anderes gemacht, als mein Leben, wie es war, zu verlassen …

Das erste Mal kam ich nach Schottland kurz nach meinem Schulabschluss 1996 (richtig, als ich jung war, da hieß Twix noch Raider). Eine Schulfreundin hatte mich eines Tages nach dem Sportunterricht gefragt, ob ich nicht Lust hätte, sie dorthin zu begleiten. So fuhren wir an einem heißen Tag im August mit einem kleinen Mietwagen vom Flughafen Edinburgh zum Firth of Forth, um die Brücke Richtung Highlands zu überqueren. Mitten auf der Brücke passierte ein plötzlicher Shift: Zum ersten Mal hatte ich den Eindruck, hinter meine Augen zu treten und hinauszuschauen. Ich war zum ersten Mal »präsent«. Den Unterschied habe ich sofort gespürt, es war ein ganz neues Gefühl. Und da war dieser Gedanke: »Ich komme nach Hause.« Rückblickend weiß ich nun, dass sich mein Nervensystem zum ersten Mal »in Sicherheit« gefühlt hat. Weitab von Familie und Heimat, wo ich meine Traumatisierungen erworben hatte, konnte es seinen Schutz – die Dissoziation – fallen lassen.

Ich erinnere mich, dass wir einmal auf einer Wiese am Ufer eines Lochs einschliefen. Dieses Vertrauen, in der Öffentlichkeit die Augen zu schließen, war sonst für mich undenkbar gewesen. Als wir aufwachten, starrten wir auf den Bauch einer Kuh, die über uns graste. Neben uns veranstaltete eine chinesische Familie ein Barbecue und lachte uns zu. Dass ich mich an diese Dinge erinnere, zeigt, dass es mir damals sehr gut gegangen sein musste. An gefühlte 80 Prozent meines Lebens kann ich mich tatsächlich nicht erinnern. Vor allem nicht an meine Kindheit und Jugendzeit. Es gibt vereinzelt Bilder – und es sind keine schönen Bilder –, ansonsten herrscht Dunkelheit. Aber an Culloden Battlefield, Kilchurn Castle, die Falls of Dochart, die kleine Kapelle, in die Menschen während der Vertreibung aus den Highlands verzweifelt ihre Namen in die Fenster geritzt hatten, erinnere ich mich sehr gut.

Zum ersten Mal lebendig

Nach unserer Reise stand für mich fest, dass ich wiederkommen würde. Drei Jahre später bewarb ich mich für ein Stipendium. Es gab ein Austauschprogramm an unserer Uni mit der University of St Andrews. Diese war mir überhaupt kein Begriff. Ich wollte einfach nur nach Schottland. Entsprechend verlief das Bewerbungsgespräch. 100 Studenten hatten sich beworben. In 10er-Gruppen wurden wir interviewt. Andere sagten, wie wichtig der Austausch für die Europäische Union sei, erzählten von ihrem Praktikum beim Bundestag oder dass sie schon an einer amerikanischen Uni gewesen seien. Ich finanzierte mein Studium derweil in einem Klamottengeschäft und kämpfte mit Schmerzen und Depressionen. Als ich gefragt wurde, warum ich nach St Andrews wolle, schwärmte ich von der Landschaft und der Mentalität der Menschen. Ich war mehr als überrascht, als ich die Zusage bekam …

In dem Jahr in St Andrews hatte ich die Zeit meines Lebens. Vor allem hatte ich zum ersten Mal so etwas wie ein Leben. Vorher hatte ich nur Symptome. Ständig war irgendetwas. Von den Endometriose-Schmerzen abgesehen, waren es vor allem Blasen- und Nierenentzündungen, Neurodermitis und Asthma. Zudem machte mir mein Magen zu schaffen, und ich litt unter extremem Drehschwindel, der über ein Jahr lang ohne auffindbaren Grund angehalten hatte. Ich beendete meine damalige Beziehung, die mir emotional sehr zugesetzt hatte, und schleppte mich in einem absolut desolaten Zustand nach Schottland.

Hier kam ich langsam zu mir selbst und zu meiner Lebensenergie. Teilweise hatte ich drei Jobs neben der Uni. Ich steckte alles locker weg. Ich war ja auf einmal fit und symptomfrei. Ich nahm es gern an, verstanden hatte ich es nicht.

Das goldene Ei

Die schönste, schmerzfreiste Zeit meines Lebens wurde nach meiner Rückkehr von der schlimmsten, schmerzhaftesten abgelöst. 13 Jahre vergingen, in der das Leben ein einziger Kampf war – mit der Krankheit, den Depressionen, und den Dingen, die in der Psychotherapie nach und nach an die Oberfläche drängten.

Der Psychologe saß vor mir: »Wollen Sie es wissen?« – Es war ein bisschen wie in der Matrix, welche Pille man schlucken wolle: Die Pille des Vergessens, oder die Pille, die einen aus der Matrix aufwachen lässt? Er erklärte mir, an der Stelle, an der wir angelangt wären, ließen sich viele auch wieder zurückfallen in die Dissoziation. Das wäre legitim. In gewisser Weise biete sie Schutz vor Dingen, die für einen so überwältigend wären, dass das Nervensystem den Schleier des Vergessens darüberlegt, um zu überleben.

Meine Antwort: »Ich will es wissen! Ich habe ein Recht darauf zu wissen, was mit mir los ist!«

So eine Psychotherapie ist interessant. Der Psychologe hatte in der gesamten Zeit gar nicht so viel geredet. Es war so, als hätte er sich als neutrale Projektionsfläche zur Verfügung gestellt und einfach ab und an die richtigen Fragen gestellt. Die Arbeit und die Erkenntnisse kamen aus mir heraus. Es ist wahr, wir haben die Antworten in uns! Unser ganzes System hat sie gespeichert. Sie stecken in unserem Gehirn, in unserem Nervensystem, in unseren Zellen, in unseren Organen. Sie werden ständig kommuniziert. Wir können sie leider oft nicht entschlüsseln. Es ist ein bisschen so wie das

Rätsel vom goldenen Ei in Harry Potter. Wenn man es öffnet, hört man nur einen ohrenbetäubenden Lärm. Erst wenn man das Ei in das richtige Element, unter Wasser, mitnimmt, formen die Geräusche einen klaren Gesang. Solange ich noch nichts von meinem Trauma wusste, wurde ich ständig von meinem Körper »angebrüllt«. Erst durch die Traumabrille verstehe ich seine Sprache nun.

Die Erinnerungen kommen zurück

Immer wieder hatte es Hinweise durch mein ganzes Leben hindurch gegeben. In bestimmten Situationen war mein linker Arm wie gelähmt. Ich erinnere mich an einen Moment in Irland, wo ich gerade durch eine stressige Phase in der Familie ging, in der ich als Au-pair zu Gast war. Ich saß abends mit anderen Au-pairs in einem Biergarten. Stimmengewirr um mich herum, Musik, Bier, Betrunkene – ich war wegdissoziiert, und plötzlich war mein linker Arm wie eingeschlafen, ich konnte ihn kaum heben. In diversen emotional schwierigen Situationen wiederholte sich dieses Phänomen immer wieder über die Jahre. Eine andere Szene, die erst im Nachhinein Sinn macht: Ein HNO-Arzt untersuchte meinen Kiefer. Nach einem Blick aufs Röntgenbild meinte er zu mir: »Ihr Kiefergelenk ist auf der linken Seite richtig in den Schädel hineingedrückt!«

Eines Tages hatte ich meinen ersten Flashback. Es sind keine gewöhnlichen Erinnerungen. Flashbacks sind konservierte Bilder des traumatischen Erlebnisses, die durch die Dissoziation weggedrückt wurden und plötzlich ins Bewusstsein schießen. Die Bilder wurden lange Zeit anders abgespeichert als normale Erinnerungen. Oft kommen sie erst Jahrzehnte später an die Oberfläche, ausgelöst durch Momente des »Loslassens«, wie ich es beschreiben würde. In meinem Fall war es eine Kombination aus der Psychotherapie und dem Tod meiner Hündin, den ich gerade verarbeitete. In einem Streit mit meinem Ex-Mann geschah es dann.

Ein Flashback ist etwas sehr Intensives, jede Zelle des Körpers scheint zu vibrieren, die Sinne sind durcheinander, es ist eine extreme Situation. Ich bekam ab einem gewissen Punkt keine Luft mehr, doch ich habe die

Erfahrung gemacht, dass ich das Erlebnis dann abbrechen kann. Ich redete mit meinem Psychologen darüber. Er machte mir Mut, denn er sagte, diese Dinge offenbarten sich einem nur, wenn man auch stark genug dafür sei. Da ist unser Supersystem erstaunlich clever.

Ich verkörpere Abwehr

Seit den Flashbacks weiß ich, dass meine Traumabewegung des rechten Armes eine Abwehrbewegung ist. Mein linker Arm ist manchmal wie gelähmt, da er in dem Erlebnis eingequetscht war. Bauch und Kiefer hatten die Wucht des Aufpralls einer Attacke abfangen müssen. Jemand war über mich hergefallen. Ich hatte als Kind also ein sogenanntes »Schocktrauma« erlebt. Wie bei dem Eisbären steckte die Energie des Kampfes in meinem Körper über Jahrzehnte in einer Art Dauerschleife fest. Wie die Attacke ausgegangen ist, weiß ich nicht. Die Flashbacks reißen schnell ab, denn ich bekomme nach ein paar Sekunden schon keine Luft mehr.

Das Gute an der Traumaheilung ist, dass man nicht wissen muss, was passiert ist. Was man zu bearbeiten und zu integrieren hat, ist sowieso nicht in Worte zu fassen. Das Gehirn betreffend sitzt frühes Trauma im Hirnstamm, im sogenannten Reptilienhirn. Es ist der älteste Teil des Gehirns, in dem auch unsere Überlebensinstinkte sitzen. Dieser entwickelte sich, als es noch keine Sprache gab. Daher muss hier mit Körperempfindungen und mit Bildern gearbeitet werden.

Ich weiß mittlerweile, dass bei mir auch ein Entwicklungstrauma vorliegt. Dies kann sich ausbilden, wenn man in der Kindheit unter chronischem Dauerstress steht, da die Bedingungen, unter denen man aufwächst, fürs Überleben eines Kleinkindes, sagen wir mal, »suboptimal« sind. Dies kann zum Beispiel der Fall sein, wenn man unter Eltern aufwächst, die ihrerseits hochtraumatisiert und in der Elternrolle überfordert sind, vor allem wenn es darum geht, den emotionalen Bedürfnissen des Kindes zu begegnen. Ungünstige Bedingungen können auch Alkoholismus in der Familie, Scheidungen, Trauerfälle, Vernachlässigung u. v. m. sein.

In den wenigen Erinnerungen, die ich an meine Kindheit habe, wurde ich geschlagen oder eingesperrt. Damals war in mir schon ganz viel Scham und das Gefühl, Strafe verdient zu haben. Meine Eltern waren ihrerseits von Eltern erzogen worden, die den Krieg erlebt hatten und selbst hochtraumatisiert waren. Meine Mutter hatte als Kind nie Liebe erfahren. Emotional ist sie überhaupt nicht reguliert. Mein Vater wurde als kleiner Junge von einem Bomber über ein Kartoffelfeld gejagt, und es wurde auf ihn geschossen. Er war um sein Leben gerannt. Es gab bestimmt viele Dinge, die zu den komplexen Traumata meiner Eltern geführt hatten. Rückblickend kann ich sagen, dass mein Vater selbst oft wegdissoziiert war. Als ich klein war, kam er auch oft alkoholisiert nach Hause. Es gab viel Streit und Drama. Ich hatte mich oft nur in mein Zimmer zurückgezogen und weggeträumt.

Aus der frühen Kindheit und weiteren Traumatisierungen entwickelte ich Glaubenssätze, die ich leider bis heute zum Teil noch mit mir rumschleppe:

- Ich bin eine Belastung.
- Ich habe Strafe verdient.
- Ich bin weniger wert als andere.
- Ich muss mich schämen.
- Ich muss Leistung zeigen, damit ich die Berechtigung habe zu leben.

Die Glaubenssätze lösen sich nach und nach auf, denn ich lerne so langsam, meine eigene Geschichte über mich zu erzählen, und nicht die, die mir von außen zugeschrieben wurde. Heilung ist nicht linear. Oft fällt man zurück, muss sich wieder aufraffen und macht kleine Fortschritte. Es ist eine Lebensaufgabe.

Das Leben wird einem immer wieder Herausforderungen bereitstellen. Das können wir alle nicht ändern. Es heißt immer so schön, wichtig sei es, wie man mit den Situationen umginge. Ich finde es noch nicht ganz treffend formuliert, denn den Situationen ist es gerade mal egal, wie man mit ihnen umgeht.

AM MEISTEN KOMMT ES DOCH DARAUF AN, WIE MAN *MIT SICH SELBST* IN DEN SITUATIONEN UMGEHT. SICH SELBST IN LIEBE UND MITGEFÜHL DURCH DIE HÖHEN UND TIEFEN ZU NAVIGIEREN, SCHEINT MIR DOCH DAS WICHTIGSTE.

Von diesem Mitgefühl zu mir selbst war ich lange getrennt. Ich befürchte, es geht zu vielen Menschen genauso.

And I'll take the low road …

In einem Online-Seminar unter Mitwirkung von Bessel van der Kolk lerne ich, dass ein Entwicklungstrauma in Kombination mit einem Schocktrauma die idealen Zutaten für eine KPTBS sind. Ich war jahrelang »abgeschaltet« und auf Autopilot gestellt. Als ich über die Brücke nach Schottland hineinfuhr, war ich in dem Sinne tatsächlich zum ersten Mal aufgewacht, weil sich mein Nervensystem weit weg vom Ort meiner Traumatisierungen ganz automatisch vom »Überlebensprogramm« ins »Lebensprogramm« umschaltete. In diesem konnte es sich ums Heilen kümmern. Das »Lebensprogramm« kann durch Trauma tatsächlich abgeschaltet sein, und das wortwörtlich. Bessel van der Kolk schreibt dazu: »Wir wissen heute, dass ein Trauma den Gehirnbereich beeinträchtigt, der das körperliche, verkörperte Gefühl des Lebendigseins vermittelt.«

Ich erinnere mich an eine Zugfahrt von Edinburgh nach London gemeinsam mit einer Freundin von der Uni. In unserem Abteil saß ein Mann. Es stellte sich heraus, dass es ein schottischer Professor der Biologie von der Universität in Edinburgh war. Während meine Freundin schlief, erzählte er mir ganz viel von schottischer Geschichte und Kultur, unter anderem erklärte er mir, was der Text des Liedes »Loch Lomond« bedeutete. Im

Refrain wird gesungen: »You'll take the high road and I'll take the low road and I'll be in Scotland before you« (»Du nimmst die Hauptstraße und ich die Nebenstraße, doch ich werde vor dir in Schottland sein«).

Er fragte mich, ob ich wisse, was »the low road« sei und warum die Person auf diese Weise schneller in Schottland sei. Ich wusste es nicht, und er sagte mir, »the low road« sei der Weg der Seele. Diesen Weg hatte ich in all den Jahren zwischen meiner Rückkehr nach Deutschland und meiner Auswanderung 13 Jahre später nie verlassen. Es gab mir Zuversicht. Doch zunächst mal zurück in Deutschland war ich wieder im »Überlebensprogramm« gefangen. Ich verlor den Kontakt zu mir, funktionierte einfach nur wieder und erfüllte die Wünsche und Bedürfnisse anderer, weil ich es so gewohnt war. In der Zeit legte die Endometriose dann so richtig los, mein Körper brüllte mich einfach nur noch an.

Beziehungen bedeuten Bedrohung

In der Kindheit hatte ich gelernt, dass Bindung »gefährlich« ist und ich nur so etwas wie ein bisschen Ruhe haben kann, wenn ich die Wünsche anderer erfülle, ohne auf meine eigenen zu achten, oder indem ich mich »unsichtbar« machte. Es drehte sich alles nur um die Vermeidung von Bestrafung, die Vermeidung, jemanden »aufzuregen« und nicht gegen etwas in dem Regelwerk, das aus den kindlichen Bedürfnissen disregulierter Erwachsener geflochten wurde, zu verstoßen. Dabei lässt man nicht nur seine eigenen Bedürfnisse außer Acht, man entwickelt eigentlich kaum mehr welche. Dies führt nicht nur zu einem nicht authentischen Leben, sondern zu der großen Frage, wer man eigentlich selbst ist, was man eigentlich will und was einem eigentlich guttut. Zudem unterdrückt man seine Emotionen, darunter auch ganz viel Wut, die sich bei mir jahrzehntelang in meiner langen Liste an Ängsten gezeigt hatte.

Das Vertraute für mich waren Beziehungsmuster geprägt von Co-Abhängigkeit unter Kontrolle und Manipulation, die ich für Liebe und Fürsorge hielt. Häufig wählt man sich Freundschaften und Partner nach diesen Beziehungsmustern, denn das Vertraute vermittelt eine vermeintliche

Sicherheit. »Traumabindung« nennt man es, und es ist alles andere als gesund.

Im Trauma verbunden sind auch viele Paare. Da passiert es häufig, dass man unbewusst aufeinander projiziert und sich ebenso unbewusst gegenseitig die Schuld für seinen Schmerz gibt. Der Psychologe sagte damals zu mir: »Ich muss Sie warnen. Wenn nur einer der Partner an seinem Trauma arbeitet, gehen Beziehungen oft auseinander.« Ich glaubte es nicht und dachte, mich und meinen Mann könne nichts auseinanderbringen. Leider lag ich da falsch ...

War einer meiner Glaubenssätze von Kindheit an: »Ich rette dich!«, weil es mir so indoktriniert worden war, änderte sich meine Einstellung durch die Aufdeckung meines Traumas zu: »Ich kann nicht alle retten, ich muss mich erst mal um mich selbst kümmern.« Die Flashbacks hatten mir dabei geholfen, denn zum ersten Mal erlebte ich Mitgefühl für mein missbrauchtes inneres Kind. Eine Verhaltenstherapie hatte bei mir nicht funktioniert, weil ich dieses Selbstmitgefühl zu diesem Zeitpunkt gar nicht gekannt hatte. Ich war im Grunde immer noch unbewusst davon überzeugt gewesen, dass ich es nicht wert war, geheilt zu werden. Erst mit der Aufdeckung meines Traumas und durch das Selbstmitgefühl fand ich einen inneren Zugang zu mir und meinem Selbstwert.

Dies ist alles jetzt grob vereinfacht dargestellt. Aber eine wichtige Lehre aus all dem war für mich:

ICH KANN NICHT IN DERSELBEN UMGEBUNG UND UNTER DENSELBEN BEDINGUNGEN HEILEN, UNTER DENEN ICH KRANK GEWORDEN BIN!

Dies können Beziehungen mit für einen selbst toxischen Personen, Beziehungsmuster, Glaubenssätze, Verhaltensmuster oder alles auf einmal sein. Nachdem ich von meiner KPTBS erfahren hatte, meine Themen nun also kannte, und durch die letzte lebensrettende OP noch mal einen Schuss vor den Bug bekommen hatte, war für mich klar, dass sich etwas verändern musste. Hatte ich vorher Ernährungsumstellung, Akupunktur und naturidentische Hormone ausprobiert, wusste ich nun, dass es bei mir persönlich andere Dinge waren, die ich umstellen musste. Ich musste vom *Re-agieren* ins *Agieren* kommen – raus aus dem Überlebensprogramm ins Leben, und das über die Regulation meines Nervensystems. Dafür musste ich vor allem alte Beziehungsmuster durchbrechen. Ich schaffte es erst einmal nur, indem ich meine Beziehungen, in denen mein Überlebensprogramm aktiviert war – Ehe, Freundschaften, Familienbande – hinter mir ließ. Ich schaffte – und schaffe immer wieder – für mein angeschlagenes Supersystem Bedingungen, in denen es sich sicher fühlt und Heilung möglich ist. Es ist ein Akt der reinen Selbstliebe.

»Ja, das ist ja alles ganz rührend, aber was soll das bitte mit Endometriose zu tun haben?«, wird sich die eine oder andere jetzt vielleicht denken. Seit 20 Jahren stelle ich mir dieselbe Frage und habe endlich Antworten gefunden.

Endometriose und Kindheitstrauma

Ich spreche mit PD Dr. Alexandra Kohl Schwartz, Leiterin der Abteilung für Reproduktionsmedizin in Luzern. Unter ihrer Mitwirkung wurde 2018 die Studie erstellt: »Misshandlung und Vernachlässigung der Kindheit: Risikofaktoren für die Entwicklung einer Endometriose?« Nachdem hier Zusammenhänge gezeigt werden konnten, wünscht sie sich mehr Aufmerksamkeit für das Thema. Man konnte erkennen, dass vor allem sexueller und emotionaler Missbrauch oder Vernachlässigung in der Kindheit mit dem Auftreten von Endometriose assoziiert sind. Frauen mit Endometriose berichteten zudem über eine signifikant höhere Anzahl von verschiedenen Misshandlungen als die Frauen in der Kontrollgruppe. Eine Schlussfolgerung ist, dass solche Erfahrungen in der Anamnese abgefragt werden sollten, damit diese Frauen so früh wie möglich adäquat betreut und behandelt werden könnten.

Die Ergebnisse einer amerikanischen Studie von 2018 deckt sich mit den Beobachtungen. Laut dieser gibt es ein 79 Prozent erhöhtes Risiko für eine laparoskopisch bestätigte Endometriose bei Frauen, die von verschiedenen Typen schweren chronischen Missbrauchs in der Kindheit berichteten.

Gleich mehrere Faktoren sprechen für einen Einfluss von Misshandlung oder Vernachlässigung in der Kindheit auf das Endometriose-Risiko: Personen, die in der Kindheit misshandelt wurden, haben tendenziell eine höhere Anfälligkeit und Sterblichkeit durch chronische Erkrankungen sowie eine erhöhte Anzahl von gynäkologischen und geburtshilflichen Komplikationen, einschließlich chronischer Beckenschmerzen.

Kohl Schwartz und Kollegen erwähnen außerdem den uns schon bekannten Hypocorticolismus. Wie bei Endometriose liegt dieser auch bei Erwachsenen mit einer Vorgeschichte von Kindesmisshandlungen gehäuft vor. Die Tatsache, dass sowohl Asthma als auch Fibromyalgie mit Endometriose assoziiert sind und ebenso bei Kindheitstraumata häufiger auftreten, könnte eine Folge gemeinsamer patho-physiologischer Faktoren sein, die durch Misshandlungen und Vernachlässigung ungünstig beeinflusst werden.

Generell ist es schwierig, zum Thema Trauma und Endometriose zu forschen. Studienergebnisse können letzten Endes immer unterschätzt werden, da durch dissoziative Amnesie traumatische Erlebnisse oft nicht bewusst sind und abgefragt werden können. Im Grund bedeutet es, dass viele Betroffene – wie ich selbst damals – ihr Thema eventuell noch gar nicht gefunden haben. Zumal viele Dinge erst ab einem höheren Lebensalter an die Oberfläche kommen, wie gezeigt werden konnte.

Kindheitstrauma und Unfruchtbarkeit

Frau Dr. Kohl Schwartz erwähnt die Relevanz des »second hits« in unserem Gespräch. Dies meint, dass einer ersten Belastungssituation, zum Beispiel dem Missbrauch in der Kindheit (first hit), eine weitere Belastung (second hit), zum Beispiel durch das Auftreten einer chronischen Erkrankung wie der Endometriose folgt. Es kann sein, dass erst wenn beide Faktoren zusammenkommen, der Einfluss auf das Immunsystem und damit auch auf die Entstehung einer Schwangerschaft, ausgeprägt zum Beispiel als Fehlgeburt, sichtbar wird. Sie wären damals zudem davon erschrocken gewesen, wie viele der Endometriose-Patientinnen von Kindesmisshandlung und Vernachlässigung betroffen waren. (Hier wird die Endometriose als »second hit« beschrieben. Wenn wir es mit einer Mehrfachtraumatisierung wie in meinem Fall zu tun haben, wäre sie ja fast schon so etwas wie der »third hit«.)

Studien konnten zeigen, dass Frauen, die sexuellen Missbrauch erlebt hatten, nicht nur ein höheres Risiko haben, eine Endometriose zu entwickeln, sondern auch ein um 50 Prozent höheres Risiko, in der Lebensmitte einen beschleunigten Verlust der Ovarialreserve zu erleiden. Die leitende Forscherin der Studie, Dr. Stacey Missmer, außerordentliche Professorin an der Harvard Medical School, sagt, dass diese Studien Teil der wachsenden Beweise dafür sind, dass Stress und Trauma das hormonelle und zentrale Nervenzentrum beeinflussen und zu langfristigen chronischen Krankheiten führen können, einschließlich Herz-Kreislauf-Erkrankungen, Diabetes und Fortpflanzungsstörungen. 2015 gab es in den USA die ersten Hinweise, die einen Zusammenhang zwischen Kindheitstraumata, Menstruationsproblemen sowie Unfruchtbarkeit über eine Veränderung in der HPA-Achse zeigen konnten.

Sagt die Endometriose für uns Nein?

Einer der bedeutendsten Trauma-Experten unserer Zeit ist der kanadisch-ungarische Mediziner Gabor Maté. Lange Zeit hatte er als Arzt in einem Hospiz gearbeitet und schwer kranke Menschen begleitet. Zum Trauma-Experten wurde er durch sein eigenes Trauma aus der Zeit des Zweiten Weltkrieges als Kind einer jüdischen Familie in Ungarn. In einem Interview findet er deutliche Worte zu den Ursachen der Endometriose. Für ihn liegen sie zu hundert Prozent in einer Bindungsstörung, die man in der Kindheit erworben hat:

»Diese Frauen leiden unter Stress. Er kommt von der Unterdrückung des Selbst als ein Bewältigungsmechanismus. Ihr Körper sagt Nein zu Belastungen in ihrem Leben, zu denen sie selbst nicht Nein gesagt haben.«

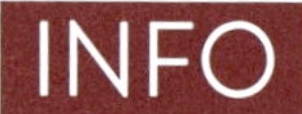

Sich mit folgenden Fragen auseinanderzusetzen, kann sich positiv auf den Körper auswirken:

- Wie sind deine Beziehungen?
- Wie viel Stress des Partners nimmst du auf dich, wie viel Stress der Menschen um dich herum?
- Wie nett bist du zu Menschen, egal, wie du dich selbst fühlst?
- Bist du ein People Pleaser?
- Wie gut kennst du dich?
- Wie oft sagst du nicht Nein, aus Angst vor Ablehnung oder nicht geliebt zu werden oder nicht gut zu sein?

Eine Bindungsstörung führt laut Maté oft zu einer inneren Selbstabwertung und Selbstironie. Er erzählt von Menschen, die gelernt haben, ihre Gefühle zu niemandem zu äußern, auch nicht zu sich selbst. Sich in der Kindheit selbst auszudrücken, verletzlich und fragend zu sein, hatte einen in »Gefahr« gebracht. Die vermeintliche Sicherheit bestand darin, auf die Gefühle anderer Menschen Rücksicht zu nehmen, niemals auf die eigenen.

Überlebensmechanismus Nummer eins als Kind ist es, sich mit den Bezugspersonen zu verbinden. Wenn Bindung früher nicht sicher war, werden wir auch im Heute Versuche von Menschen, die uns nahestehen, mit uns zu verbinden, unbewusst ablehnen. Das Bedürfnis nach Verbindung wird durch das Bedürfnis nach Schutz ersetzt. Unsichere Vergangenheit und jetzt sichere Gegenwart können nicht unterschieden werden. Und das nicht kognitiv, sondern im ganzen Körper – somatisch.

Die persönlichen Stressoren

Weißt du noch, als ich dir in der Einleitung gesagt habe, dass dir niemand dein persönliches Koan beantworten kann? Hier ist der Grund, warum das so ist: 2018 haben Forscher gezeigt, wie sich Nerven- und Immunsystem in den ersten Lebensjahren gemeinsam entwickeln und beeinflussen. In der Zeit würde die Art und Weise, wie wir auf Stressoren reagieren, durch unsere einzigartige Umgebung geprägt.

Sogenannte Mikroglia, die Makrophagen des Gehirns, spielen dabei eine wichtige Rolle. Diese werden durch Stress und Trauma in der Kindheit programmiert. In der Folge reagiert man auf seine ganz individuellen Stressoren mit einer übertriebenen Immunantwort, auf die andere Menschen nur sehr schwach reagieren. Was für den einen harmlos ist, kann bei jemand anders dessen vorprogrammierte Mikroglia wild machen, die dann im Körper einen Entzündungsprozess einleiten. Daher kannst nur du selbst dir die Frage beantworten, was dich stresst und wovon du dich abgrenzen musst.

DER ERSTE SCHRITT ZUR HEILUNG IST, SICH SELBST KENNENZULERNEN.

Ich möchte es an einem Beispiel beschreiben, das mir mal Angelika Koppe von der Methode Wildwuchs (→ methode-wildwuchs.com) – einer Visualisierungstechnik für Endometriose-Patientinnen – von einer Betroffenen erzählt hatte. Bei dieser kamen die Schmerzen immer dann, wenn der Chef durchs Büro an ihrem Schreibtisch vorbeigegangen ist, weil dieser sie an ihren Vater erinnerte, mit dem es einen Konflikt gab. Das ist kein Zufall. Da passiert was im Körper. Der Grundkonflikt ist noch nicht gelöst. Es ist ihr ganz persönlicher Stressor. Nicht jede Endometriose-Patientin reagiert mit Schmerzen, wenn der Chef durchs Büro geht. Von daher wäre es wichtig, auf solche Auslöser im Einzelfall zu achten und sie aufzuschreiben. Vielleicht erkennt man irgendwann für sich ein Muster und kann diese Dinge in einer Psychotherapie aufarbeiten.

Weil es nicht psychologisch ist

Die US-amerikanische Ärztin Veronique Mead bloggt unter chronicillnesstraumastudies.com. Das erste Statement zum Thema Trauma auf ihrer Seite ist:

»Weil es nicht psychologisch ist!«

Mead hatte als Allgemeinmedizinerin gearbeitet. Aus ihrer eigenen Geschichte heraus wurde sie zur Trauma-Expertin, weil es genau der Weg war, der ihr mit ihren chronischen Krankheiten – Asthma, Fatigue und Reizdarm – letztendlich geholfen hatte.

Mead berichtet von Dr. Robert Naviaux, Professor für Medizin, Pädiatrie und Pathologie an der University of California. Er beschreibt die sogenannte Zellgefahrenreaktion (Cell Canger Response, CDR). Diese sei ein natürlicher Prozess, durch den unsere Mitochondrien – die Kraftwerke unserer Zellen – sich und unsere Körper vor Bedrohungen wie Infektionen, Toxinen, physischen und psychischen Traumata und anderen Umweltstressoren schützen und verteidigen. Laut Naviaux kommt es zu chronischen Krankheiten, wenn man in diesem Heilungsprozess stecken bleibt.

Unsere Zellen prägen sich besonders bedrohliche Situationen ein, um bei einer nächsten Bedrohung unsere Überlebenschancen zu sichern. So löst ein second hit genau diesen eingeprägten Prozess aus. Das bedrohliche Ereignis vor dem second hit bezeichnet Mead als adverse pre-onset experience (APOE). »Viele Menschen mit chronischen Krankheiten werden nach einer Art von Auslöser krank«, schreibt sie.

Mein Auslöser war die Rückkehr an den Ort meiner Traumatisierung. Alles in mir hatte sich dagegen gesträubt. Ich weiß noch, wie ich im Flugzeug saß, ohne jegliche Emotion. Die Turbinen machten komische Geräusche, um mich herum wurden die Menschen unruhig. Mir war es völlig egal. Das Flugzeug hätte meinetwegen abstürzen können. Ich wollte einfach nicht nach Hause und ging ganz unbewusst wieder in die Dissoziation.

In Gesprächen mit anderen Betroffenen habe ich mehr als einmal – sogar erschreckend oft – die fast identische Aussage gehört: »Die Endometriose-Schmerzen begannen nach meiner Vergewaltigung.« Es gab aber auch Situationen der Trauer oder Eltern, die plötzlich schwer krank waren, und die Betroffenen mussten sich kümmern und waren mit der Situation überfordert.

Mögliche Auslöser von chronischen Krankheiten

Für Mead and Naviaux sind das alles keine Zufälle. Naviaux und andere Forscher haben verschiedene Arten von Umweltstressoren definiert, die den Ausbruch einer chronischen Krankheit auslösen können. Darunter sind psychische Traumata (Verlust eines geliebten Menschen, Scheidung, finanzieller Kampf, emotionale Vernachlässigung in der Kindheit etc.) und körperliche Traumata (Unfälle, Verbrennungen, Operationen, massive Infektionen, körperlicher Missbrauch etc.).

Weitere mögliche Auslöser seien aber auch biologische Stressoren (Viren, Bakterien, Pilze, Parasiten etc.) und chemische Stressoren (z. B. Umweltgifte). Studien haben gezeigt, dass das Endometriose-Risiko bei Infektionen des unteren Genitaltrakts erhöht sei, etwa bei Chlamydieninfektion. Man diskutiert auch die Rolle des Eppstein-Barr-Virus für das Endometriose-Risiko. Unter den Umweltgiften gab es bereits verschiedene Versuche mit Dioxin bei Affen, bei denen man gezeigt hat, dass durch Dioxineinwirkung ovarielle Endometriose entstehen könne. Nach dieser Theorie muss also nicht unbedingt ein psychisches oder körperliches Trauma vorliegen, damit Endometriose ausgelöst wird.

Wie Naviaux erklärt, sind dies alles mögliche *Auslöser* von Krankheiten, aber sie sind nicht die *Ursache*. Ihr gemeinsamer Nenner sei, dass sie alle »*die gleiche Glocke läuteten*«. Diese Glocke sei seiner Meinung nach die Zellgefahrenreaktion. Je nach genetischer Veranlagung bildet sich bei einem Menschen in der Folge Rheuma, bei einem anderen MS und bei anderen eben eine symptomatische Endometriose aus. Seine Theorie mit anderen Worten:

> CHRONISCHE KRANKHEITEN WERDEN NICHT JEWEILS DURCH EINZIGARTIGE SÄTZE VON DEFEKTEN ENZYMEN, FEHLERHAFTEN GENEN ODER FEHLENDEN HORMONEN VERURSACHT. SIE RESULTIERTEN AUS DEN ANGEBORENEN, NATÜRLICHEN ÜBERLEBENSREAKTIONEN DES KÖRPERS AUF UMWELTSTRESSOREN (TRAUMA, KRANKHEITSERREGER, UMWELTGIFTE), DIE IN DAUERSCHLEIFE STECKEN GEBLIEBEN SIND.

Mead ist wie Naviaux der Ansicht, dass chronische Krankheiten wahrscheinlich mehr umkehrbar sind, als wir bisher angenommen haben.

Traumatherapie bei Endometriose

Viele Endometriose-Betroffene reagieren empfindlich auf Histamin. In der Zellgefahrenreaktion liegt eine mögliche Erklärung, denn nach Naviaux führt diese zu einem ansteigenden Histaminspiegel gegenüber bereits leichten Stressoren, die anaphylaktische Reaktionen, Nahrungsmittelunverträglichkeiten und Mastzellaktivierungsstörungen auslösen kann.

Eine Beobachtung, die ich seit Jahren an mir selbst mache und bisher damit noch nie von einem Arzt ernst genommen wurde. Nur einmal von einer Krankenschwester, die eine diagnostizierte Mastozytose hatte, bei der es durch bereits geringen Auslöser zu starken Immunreaktionen kommen kann. Wir unterhielten uns über unsere Symptome, und sie sagte: »Das klingt ja genauso wie bei mir!« (Übelkeit und Schwindel nach dem Duschen, eine Art Benommenheit bei Kälte, Übelkeit und Ausschlag bei körperlicher Anstrengung etc.).

Ein weiteres Beispiel dafür, wie die Zellgefahrenreaktion unsere Physiologie beeinflusst, sind Veränderungen in der Empfindlichkeit unseres Körpers gegenüber Hormonen und anderen Verbindungen. Die Ärzte rätselten immer, warum ich so einen niedrigen Vitamin-D-Spiegel hätte, wäre ich als Hundebesitzerin doch oft genug an der Sonne. Nach Naviaux liegt es daran, dass der Körper unter der Zellgefahrenreaktion empfindlicher auf das Vitamin-D reagiert. Daher fährt er die Produktion zurück. Dies Überempfindlichkeit würde auch erklären, warum ich jedes Mal mit Brechreiz reagiere, wenn ich Vitamin-D-Präparate zu mir nehme (was mir bisher ja auch noch niemand geglaubt hat ...).

Bestimmte Stoffe und Hormone in unserem Körper können also niedrig sein, weil sie absichtlich unterdrückt werden. Wenn sich die Umstände ändern, können sie wieder produziert werden, weil der Körper nicht kaputt ist, sondern nur Anweisungen folgt. Laut Naviaux und Mead kann eine effektive Traumatherapie zu einer Normalisierung dieser Substanzen im Körper führen.

In den Kraftwerken unserer Zellen, den Mitochondrien, gibt es einen Stoff, das ATP, der wichtig ist für die Energiegewinnung der Zelle, aber auch die Prozesse in der Abwehr unterstützte. Forscher gehen davon aus, dass somatisch basierte Traumatherapie wie ein Medikament die ATP-Freisetzung unterbrechen kann und daher so wirksam ist. Somatisch basierte Traumatherapie – Traumatherapie also, die den Körper mit einbezieht – kann so eventuell dazu beitragen, uns aus der Dauerschleife des Abwehrprozesses rauszuholen – egal, was die »Glocke geläutet« hat.

Was kann uns traumatisieren?

Mead stellt mögliche Gründe für Traumatisierungen in Kategorien zusammen:

1. In den sogenannten Adverse Childhood Studies (ACE) wurden Kindesmissbrauch und Vernachlässigung intensiv erforscht. Man weiß heute, dass das Risiko für chronische Erkrankungen steigt, je höher der ACE-Score von 1 bis 10 ist. Fünf Traumatisierungen beziehen sich direkt auf die untersuchte Person:

- Sexueller Missbrauch
- Körperliche Misshandlung
- Emotionaler Missbrauch
- Körperliche Vernachlässigung
- Emotionale Vernachlässigung

Die anderen fünf möglichen Ursachen für eine Traumatisierung beziehen sich auf das familiäre Umfeld:

- Häusliche Gewalt
- Suchtmittel-Missbrauch im Haushalt
- Psychische Erkrankungen im Haushalt
- Trennung/Scheidung der Eltern
- Inhaftierung eines Familienmitgliedes

2. Multigenerationale Traumata
Das sind Traumata, die über Generationen durch epigenetische Veränderungen weitervererbt werden, etwa durch Überlebende von Kriegen und Vertreibung oder Rassismus.

3. Institutionelle Erlebnisse
»Die Erfahrung, von medizinischem Fachpersonal und anderen Menschen in relativen Machtpositionen angezweifelt, abgewiesen, belächelt oder letztlich verletzt zu werden, ist eine häufige, subtile Form des Traumas«, so Mead. (Willkommen in der Welt einer Endometriose-Patientin!)

In diese Kategorie fallen auch zum Beispiel Pflegefamilien, Adoption oder Machtmissbrauch an Schulen.

4. Erlebnisse als Baby
- Trennung von der Mutter
- Emotionale oder körperliche Stressoren der Mutter
- Geburtserlebnisse (z. B. Zangengeburt oder Sauerstoffmangel bei Nabelschnurumschlingung des Halses)
- Inkubator
- Krankenhausaufenthalte etc.

5. Beziehungen in der Kindheit
Unsere Beziehungen beeinflussen unser Nervensystem, unsere Epigenetik und unsere Gesundheit. Hierein fallen Erfahrungen wie sich nicht gesehen zu fühlen, keine Vertrauensperson gehabt zu haben, wenig Gefühl der Verbundenheit mit anderen in der Familie, sich nicht sicher oder beschützt oder geliebt gefühlt zu haben, behandelt worden zu sein, als ob man unsichtbar, das Problem, schwach oder dumm wäre. In diese Kategorie gehören auch Eltern, die einen nur sehen, wenn man Leistung erbringt.

Kämpfen, weglaufen, versteinern, nett sein?

Meine mittlere Schwester hat wohl rückblickend zu meiner Resilienz beigetragen. Sie war der Mensch, durch den ich erfahren konnte, dass Bindung nicht immer »gefährlich« sein muss. Unabhängig von mir hatte sie sich auf den eigenen Heilungsweg gemacht und selbst die Diagnose KPTBS erhalten. Heute ist sie ausgebildet im Bereich ressourcenorientierter Traumapädagogik.

»Trauma ist die Reaktion auf ein Ereignis im Leben, das mit einer Todesangst verbunden ist«, erklärt sie. Man unterscheidet zwischen Monotrauma und komplexem Trauma. Ein Monotrauma, was eine posttraumatische Belastungsstörung nach sich ziehen kann, wird durch ein einzelnes Ereignis – wie Erdbeben, Unfall oder Verlust eines geliebten Menschen – ausgelöst. »Ein Monotrauma kann man gut mit einer Traumatherapie und der Stärkung von Resilienz, den psychischen Widerstandskräften, behandeln«, sagt Melanie.

Ein komplexes Trauma entsteht durch wiederkehrende, chronische Situationen wie oft erlebte Gewalt, emotionaler Missbrauch oder Vernachlässigung durch enge Bezugspersonen. Je abhängiger man von der Bezugsperson ist, umso schlimmer ist das Trauma hinterher. Kleine Kinder können sich noch nicht selbst regulieren. Die Regulation muss von außen von der Bezugsperson ausgehen. Findet diese nicht statt, kann diese Dysregulation lebenslange Konsequenzen haben.

Im Alltag haben wir einen normalen Spannungszustand. Alles darüber ist Erregung, alles darunter Erschöpfung. Bei Trauma ist der Bereich zwischen Erregung und Erschöpfung schmaler. Man geht schneller in die Übererregung beziehungsweise in die Erschöpfung. Das Großhirn ist abgeschaltet, aktiv sind nur noch Hypophyse und Amygdala, das Angstzentrum. Man geht nur noch in die Reaktion. Melanie erklärt mir, dass es bei der Traumapädagogik darum geht, den Bereich zwischen Übererregung und Erschöpfung zu erweitern und wieder zu agieren.

»Selbstwirksamkeit ist gerade für Traumatisierte wichtig. Deshalb haben sie oft ein extremes Autonomiebestreben. Und Selbstwirksamkeit ist wichtig, um nicht retraumatisiert zu werden. Sonst erfährt man erneut: Ich kann hier nichts machen, ich komme hier nicht raus aus der Situation! Mit Endometriose lässt dich dein Körper im Stich, die Fachleute zeigen inkonsistentes Verhalten, und dann kommt noch das von außen mit Untersuchungen und Operationen dazu. Dies alles birgt das Potenzial für eine Re-Traumatisierung.«

Dabei werden verschiedene Trauma-Reaktionen beschrieben: Fight,

Flight, Freeze, Fawn. Es sind Kampf, Flucht, Versteinern und People-Pleasing. Melanie erläutert, dass der Freeze-Zustand sich etwa physiologisch in einem niedrigen Blutdruck bei gleichzeitig hohem Puls widerspiegeln kann, da man zwar in die Erstarrung geht, das System im Hintergrund aber noch im Überlebenskampf steckt.

Ärzte und Krankenschwestern waren immer erstaunt, dass es mir bei einem Blutdruck von 60:90 noch gut gehen konnte. Gleichzeitig fragte sich das Pflegepersonal im Krankenhaus immer, warum mein Ruhepuls mit 96 so hoch war, obwohl ich ja den ganzen Tag im Bett lag ...

Je weniger Östrogen, desto mehr Trauma

Unter den Gestagenen entwickelte ich Symptome über Depression und Unterzuckerung hinaus. Meine Körperwahrnehmung und meine Orientierung waren gestört. Neben Schwindelgefühl hatte ich oft das Gefühl, beim Gehen wie in eine Art Luftlöcher zu treten. Katja Materne, klinische Sozialarbeiterin und Traumafachberaterin, macht mich in unserem Gespräch darauf aufmerksam, dass es meine Traumasymptome, sprich die Depersonalisierung, gewesen sein könnten. Aber warum waren diese Symptome mit Absetzen der Minipille auf einmal wieder viel besser?

Forscher der Emory University School of Medicine und der Harvard Medical School hatten herausgefunden, dass ein hoher Östrogenspiegel vor PTBS-Symptomen schützt. Durch Einnahme der Minipille wird die Östrogenproduktion heruntergefahren. Hatten meine Traumasymptome entsprechend mehr Raum? Eine Studie aus den USA von 2018 zeigt, dass geringere Level an Östradiol und Progesteron, wie sie unter der Minipille vorherrschen, PTBS-Symptome verstärken können. Liegt hier vielleicht die Antwort? Dann wäre es ein weiterer Aspekt, den man bei der Behandlung von Endometriose-Patientinnen dringend beachten sollte, wie ich finde. PTBS-Symptome, wie zum Beispiel Schwindel, Zittern, Herzrasen oder Atemnot, können sich durchaus bedrohlich anfühlen. Eine Verstärkung sollte unbedingt vermieden werden, solange traumatherapeutisch noch keine Stabilisierung stattgefunden hat.

Medizinisches Trauma

Wenn man nicht schon mit einer Vortraumatisierung in die Endometriose hineingegangen ist, ist die Wahrscheinlichkeit gegeben, dass man spätestens durch die Endometriose und den Dingen, die man mit ihr erlebt, mit einem Trauma wieder herauskommt.

Casey Berna ist selbst Betroffene und Sozialarbeiterin in den USA, wo sie sich seit Jahren um Frauen mit Endometriose kümmert. Auf der Website des Endometriosis Summit's erklärt sie die verschiedenen Stufen medizinischen Traumas, durch die Endometriose-Patientinnen gehen:

Trauma Stufe 1

Ein medizinisches Trauma kann generell unter Situationen entstehen, die schlichtweg für die Patientinnen überwältigenden Stress bedeuten, etwa schmerzhafte Untersuchungen, das Gefühl des Ausgeliefertseins und Ungewissheit.

Trauma Stufe 2

Patientinnen erleben ein Trauma der Stufe 2, wenn eine chronische oder fortschreitende Krankheit diagnostiziert wird, die den Lebensstil stark verändert oder lebensbedrohlich sein kann. Hier spielen Aspekte eine Rolle wie das Ignorieren von Symptomen, wiederholte ineffektive Operationen, das unnötige Entfernen von Fortpflanzungsorganen und das Verschreiben von Medikamenten, die man innerlich ablehnt. Aus einem medizinischen Trauma der Stufe 2 kann sich eine posttraumatische Belastungsstörung ausbilden.

Trauma Stufe 3

Ein Trauma der Stufe 3 liegt vor, wenn ein lebensbedrohliches oder lebensveränderndes Ereignis unerwartet eintritt und einen erheblichen und sofortigen Eingriff erfordert, so zum Beispiel bei Darmverschlüssen, Nierenversagen oder ektopischen Schwangerschaften. Es ist zudem nicht zu unterschätzen, dass sich die Endometriose-Schmerzen lebensbedrohlich anfühlen können.

Zur Milderung eines medizinischen Traumas und seiner Auswirkungen könnte das medizinische Personal beitragen, indem man jede Patientin auf eine mitfühlende, ganzheitliche und multidisziplinäre Weise behandelt. Leider sieht die Realität laut Berna häufig anders aus, was zum Teil daran liegt, dass die Komplexität der Endometriose von der allgemeinen medizinischen Gemeinschaft nicht erkannt wird.

So kann die Endometriose tatsächlich selbst zu einem »second hit« werden. Doch über Trauma durch Endometriose und eine eventuelle posttraumatische Belastungsstörung redet man kaum. Dabei muss ein Trauma anders behandelt werden als eine Depression!

Auf seiner Plattform Endo Thrive Tribe gehört Traumaheilung für den Endometriose-Experten Dr. Andrew Cook zum festen Bestandteil der Behandlung unbedingt dazu. Auch er sagt, es sei ganz unabhängig davon, ob eine Traumatisierung vorher schon vorgelegen hätte.

Cook ist der Ansicht, dass die westliche moderne Medizin mit den Erkenntnissen der Quantenphysik überholt sei. Die Diskussion über die realen Auswirkungen von chronischem Stress und Trauma, die zu PTBS-ähnlichen Veränderungen in der Neuroanatomie des Körpers führen, fehlten auf dem Gebiet der Endometriose. Die Realität sei leider, dass die mit der Endometriose verbundenen Schmerzen, ganz zu schweigen von dem allzu oft vorkommenden Szenario einer fehlgeleiteten medizinischen Versorgung, physiologische, neurochemische und emotionale Veränderungen zur Folge hätte.

Laut Cook müssen wir in jedem Fall daran arbeiten, das autonome Nervensystem wieder ins Gleichgewicht zu bringen. Solange dies nicht geschehe, sei jede Maßnahme, die wir treffen – Ernährungsumstellung, Entspannungsübungen etc. –, als würden wir zwar weiterfahren, aber mit angezogener Handbremse.

Wir müssen über Trauma sprechen!

Ich rede mit Traumafachberaterin Katja Materne. Sie engagiert sich seit Jahren in der Endometriose-Selbsthilfe und hat bereits viele Betroffene beraten.

»Meine Erfahrung ist, dass viele Frauen mit Endometriose sehr sensibel auf Stress reagieren und sich selbst schlecht regulieren können. In vielen Gesprächen berichten die Frauen auch über belastende, traumatische Lebensereignisse».

Katja ist der Ansicht, dass es Ärzten bewusst sein muss, dass prinzipiell jede Situation traumatisieren kann, in der ein Mensch von Angst, Stress oder Schmerzen überwältigt wird. Auch sie meint, dass zu wenig über Medizinisches Trauma gesprochen wird. Der Medizinforscher Dr. David Levi hätte schon 1946 festgestellt, dass Kinder, die für medizinische Routineeingriffe ins Krankenhaus eingeliefert worden waren, emotionale Symptome ausbildeten, ähnlich denen von Soldaten, die aus dem Zweiten Weltkrieg zurückgekehrt waren.

»Als Endometriose-Patientin hat man ja auch nicht gerade eine riesige Auswahl an Spezialisten. Da ist auch der Gedanke, wenn ich mich jetzt wehre, ist der Arzt eventuell beleidigt, und später wird er an mir herumschneiden. Diese Abhängigkeit gepaart mit widersprüchlichen Aussagen und dem Herunterspielen von Symptomen und Ängsten führt dazu, dass man wenig vertraut. Wenn man eine frühe Traumatisierung hat und ähnliche Erfahrungen mit den Eltern gemacht hatte, kann das retraumatisieren. Die Autoren des Buches ›Managing The Psychological Impact of Medical Trauma‹ sprechen sogar von medizinischem Narzissmus.«

Es sind also nicht nur die Symptome der Endometriose und die Eingriffe, die traumatisierend auf uns wirken können, sondern auch der Aspekt, dass sich die Bindung zum Arzt wenig sicher anfühlt. Daher wäre es wichtig, im medizinischen System ein Bewusstsein für Medizinisches Trauma zu schaffen und Ärzte traumasensitiv auszubilden.

Die Brücke

Juni 2020: Es ist ein sonniger Tag in Schottland – man mag es kaum glauben. Mit meinem kleinen, weißen Auto biege ich um die Ecke, lasse Edinburgh hinter mir und steuere auf die Forth Road Bridge zu. Bilder steigen in mir auf. Bilder von den Träumen, in denen ich über die »low road« immer wieder über diese Brücke nach Schottland hineingefahren war. Und jedes Mal war ich weinend aufgewacht, weil es ja nicht möglich war. Und jetzt wird der Traum Wahrheit. Am liebsten würde ich wie William Wallace laut hinausrufen: »Freedom!«, bin mir aber der fünfköpfigen Familie im Kombi neben mir bewusst und spiele gelassen. Ich drehe die Scheibe runter, frischer Wind um die Nase, das Meer unter mir. Es ist ein Tag, an dem ich nicht an meine Endometriose denke.

In den letzten sechs Jahren kam der Schmerz nur noch selten. Doch jedes Mal, wenn er kam, war es in einer Konfliktsituation in einer Beziehung – der Raum, in dem man am meisten nach Bindung sucht und in dem Bindung gleichzeitig durch Trauma vom Nervensystem als »gefährlich« bewertet wird, ganz unbewusst. Schmerz, Depression sowie ein Zustand der Lähmung und der Passivität stellen sich bei mir in diesem Raum automatisch ein. Ich bin also gerade im Begriff, eine Beziehung, in der ich mal wieder nicht gesehen werde, aufzulösen. Und dann ist es so weit: Ich fahre auf die Brücke, für mich der Inbegriff der Freiheit – und die Endo-Herde zünden ...

Der altbekannte Schmerz, der mich fast zerreißt. Er geht tief durch Rektum und Vagina und nimmt den ganzen Unterleib ein. Mein Atem stockt, die Musik tritt in den Hintergrund, ich rolle mit dem Verkehr mit. So heftig war es seit sechs Jahren nicht mehr. Auf der anderen Seite fahre ich von der Brücke hinunter – und der Schmerz verschwindet.

»Aha!«, denke ich. Da war sie wieder – die Angst, dass man mich nicht gehen lässt, dass man mich dafür bestrafen wird, wenn ich meinen eigenen Wünschen nachgehe, dass man es mir verübelt, wenn ich mich um mich kümmere anstatt um andere, die Angst, dass man neidisch sein wird, dass ich mir die Freiheit gönne. Ich tue es trotz der Angst – und auf der anderen Seite ist kein Schmerz mehr.

FAZIT

Das Endometriose-Risiko ist durch Kindheitstraumata erhöht. Physiologisch versteht man immer mehr, wie die Zusammenhänge zwischen Trauma und Endometriose aussehen könnten. Eine Theorie wird mit der Zellgefahrenreaktion beschrieben. Ein Trauma ist nicht die Ursache der Endometriose, aber könnte durchaus die Krankheit auslösen. Zudem kann die Endometriose selbst samt den Erlebnissen im medizinischen System zu einer posttraumatischen Belastungsstörung führen. Daher wäre es sinnvoll, medizinisches Personal traumasensitiv auszubilden. Körperorientierte (somatische) Therapiemethoden könnten dazu beitragen, die Zellgefahrenreaktion zu durchbrechen. Nach Ansicht mancher Experten sollte Traumatherapie Standard in der Endometriose-Behandlung werden.

VOM ÜBERLEBEN INS LEBEN

Wie wir gesehen haben, scheint mein Eindruck, dass meine Trauma-Heilung gleichzeitig meine Endometriose-Heilung ist, über den Bereich der Interpretation des eigenen Leidens hinauszugehen. Die gute Botschaft: Wir alle können unser autonomes Nervensystem dabei unterstützen, vom Überlebensprogramm ins Lebensprogramm zu schalten, in dem Heilung erst wieder möglich ist – die Handbremse lösen, wie Dr. Cook es sagen würde. Aber es ist kein einfacher Weg, es gibt dabei keine schnelle Lösung, es erfordert Mut und Konsequenz. Keine Heilung ohne Herausforderung könnte man sagen.

Was uns heilt, sind wir selbst!

Körperbasierte Traumatherapie könnte uns nach der Meinung mancher Wissenschaftler dabei helfen, diese Handbremse zu lösen. Leider gibt es für uns dahingehend (noch) keine organisierte Unterstützung oder standardisierte Verfahren. Noch müssen wir uns allein auf den Weg machen und uns

Menschen suchen, die uns dabei helfen, sei es im Bereich der Psychotherapie, Somatic-Experiencing-Therapie (→ Seite 162 ff.), Hypnosetherapie oder Traumapädagogik.

Doch ich habe Hoffnung, denn es tut sich was in der Medizinwelt. Auch Endometriosespezialisten öffnen sich neuer Herangehensweisen. Ich spreche mit Dr. Balint Balogh, Leiter des Endometriose-Zentrums Kempten-Allgäu. Seine Doktorarbeit hatte er zum Thema posttraumatische Belastungsstörung im Geburtssetting geschrieben. Er kennt sich also mit Trauma aus und hält einen Zusammenhang zwischen Trauma und einer Krankheit wie der Endometriose für logisch und vertretbar:

»Die Endometriose-Patientinnen haben seelisch sehr ähnliche Themen wie Brustkrebs-Patientinnen«, sagt er. »Für ein Erstgespräch nehme ich mir 30 bis 60 Minuten Zeit. Seelischer Stress wird in die Anamnese mit aufgenommen. Es ist wie Detektivarbeit, man muss jeden Fall individuell betrachten. Ich muss mich auf den Menschen einlassen. Vielen Patientinnen fällt es schwer, sich zu öffnen, sie waren schon bei 20 Medizinern und zweifeln schon an sich selbst. Wann spricht man schon mal mit einem Arzt über seine Beziehung? Diese Dinge sind aber wichtig. Ich gebe nicht immer dieselben Antworten. Nicht immer muss operiert werden. Es gibt Patientinnen, denen ich Hatha-Yoga empfehle. Ich leite auch weiter zum Osteopathen oder zum Schmerztherapeuten. Die Lösung ist wahrscheinlich interdisziplinär.«

Was uns heilt, ist unser authentisches Selbst

Dr. Becherer und Dr. Schindler haben in ihrem Buch »Endometriose – Ganzheitlich verstehen und behandeln« ein Kapitel von Autor und Regisseur Joachim Faulstich aufgenommen, in dem es um Erkenntnisse der Psychoneuroimmunologie und Möglichkeiten der Selbstheilung geht. Die Worte, die Dr. Becherer abschließend schreibt, sind beeindruckend:

»Das Phänomen, dass die Erkrankung irgendwann in einen inaktiven Zustand übergehen kann oder gar ausgeheilt erscheint, ist schulmedizinisch nicht erklärbar. So ist ungeklärt, ob dies ein zufälliges Spontangeschehen ist oder ob es möglicherweise auf einer bewussten oder unbewussten (Selbst-) Behandlung beruht. Gesund zu werden, scheint also möglich zu sein. In Ihrem Entschluss, in allen Bereichen Ihres Lebens Gesundheit zu schaffen und heil zu werden, liegt eine starke Kraft.«

HEILUNG KOMMT VON INNEN HERAUS. ES IST DIE ÜBERWINDUNG VON TRENNUNG UND ABSPALTUNG – VON UNS SELBST UND VON ANDEREN. TIEFSTE ÜBERZEUGUNGEN ÜBER UNS SELBST KÖNNEN TATSÄCHLICH HEILUNGSPROZESSE IN GANG SETZEN ODER VERHINDERN. AN DIESE ÜBERZEUGUNGEN KOMMEN WIR NICHT DURCH DENKEN, SONDERN DURCH FÜHLEN.

Auch Becherer sagt, mit bloßer Willenskraft könnten wir diese inneren Überzeugungen nicht ändern, so wie ich bei meiner Verhaltenstherapie noch tief in mir die Überzeugung hatte, dass ich es noch nicht wert war, geheilt zu werden. Das war nie ein Gedanke, der so formuliert wurde. Faulstich meint, hier ginge man auf eine Ebene, auf der Sprache versage. Und genau so ist es, wir müssen es ganzheitlich verstehen. Begreifen ist nicht nur ein kognitiver Prozess, der Körper muss einbezogen werden, wir müssen es *somatisch* erfahren.

Körperorientierte Traumatherapie kann uns helfen, uns wieder mit dem Selbst zu verbinden. Eine dieser Methoden ist etwa Somatic Experiencing (SE), entwickelt von Peter Levine, einem international anerkannten Traumaforscher und -therapeuten. »SE ist eine sehr sanfte Methode und richtet sich an das autonome Nervensystem, welches in klassischen Therapien nicht in dieser Weise berücksichtigt wird«, sagt Katja Materne. Ziel ist es, sich selbst besser kennenzulernen, sich zu orientieren sowie Erdung und ein Gefühl der Sicherheit zu erleben. All dies trägt wesentlich dazu bei, die Erregung im Nervensystem herunterzufahren. Eine Retraumatisierung wird durch eine feindosierte schonende Vorgehensweise vermieden. Um diesen Prozess der Körperwahrnehmung zu unterstützen, können Bewegungsformen wie Tai Chi, Qi Gong, Feldenkrais oder Somatics sehr hilfreich sein. Materne ist davon überzeugt: Fast wichtiger als die Methode ist der Therapeut. Welche Ausbildung liegt vor, macht er oder sie Supervision und bildet sich weiter? Wie weit ist die Person im eigenen Prozess? Auch die Behandler, seien es Ärzte, Psycho- oder Physiotherapeuten, müssen ihre Themen bearbeitet haben, um Sicherheit vermitteln zu können.

Im Allgemeinen gilt: Umgib dich mit Menschen, die dir guttun! Das Bauchgefühl ist da tatsächlich wichtig. Materne: »Wenn sich bei der ersten Begegnung schon etwas zusammenzieht, sollte man darauf hören. Wenn es sich weitet und gut anfühlt, vertraue darauf. Gleichzeitig sollte man natürlich keine Abhängigkeit entwickeln.«

Erst die Abgrenzung, dann die Darmsanierung

Maté ist der Meinung, viele von uns lebten, wenn nicht allein, dann in emotional unzureichenden Beziehungen, in denen die tiefsten Bedürfnisse nicht erkannt oder geehrt werden. Isolation und Stress betrifft viele, die vielleicht glauben, dass ihr Leben ganz zufriedenstellend sei. Denn der Stress durch unterdrückte Emotionen wird nicht bewusst wahrgenommen. Wir haben immer die Vorstellung davon, dass wir Stress spüren können, vielleicht als Anspannung. Doch den krank machenden Stress spürt man nicht immer bewusst. Ansonsten wäre es ja ein Kinderspiel, seine Stressoren ausfindig zu machen. Aber so einfach ist es eben nicht.

Viele Endometriose-Patientinnen beginnen auf ihrem Selbstheilungsweg als Erstes mit einer Ernährungsumstellung. Manchen Betroffenen hilft es, anderen wiederum weniger. Wie Rabea Kieß es schon gesagt hatte: Wenn der Körper sich generell nicht in Sicherheit fühlt, interessieren ihn Nährstoffe oder Heilkräuter eher wenig. Dasselbe hat man für den Effekt einer Darmsanierung mit probiotischen Kulturen herausgefunden. Die psychoneuroimmunologische Komponente wird hier oft übersehen. Bullmore schreibt in »Die entzündete Seele«, dass depressive und entzündliche Reaktionen auf schädliche Darmbakterien im Mikrobiom dadurch begünstigt werden, dass die Makrophagen durch frühen Sozialstress in der Kindheit bereits in Alarmbereitschaft sind. Der Grund für anhaltende Entzündungen liegt wahrscheinlich an anhaltenden Reaktionen auf Sozialstress und mangelnder Abgrenzung. Anders gesagt: Wenn man möchte, dass die probiotischen Kulturen besser helfen, muss man erst mal den Code seines eigenen Sozialstresses knacken und an seiner Fähigkeit arbeiten, in den jeweiligen Situationen Nein zu sagen.

Die eigene Geschichte erzählen

»Wer bin ich?«, war eines der Koans, die ich am Anfang genannt habe. Die Frage nach dem authentischen Selbst und authentischen Gefühlen ist eine sehr wichtige, wenn es um Heilung geht. Meist erzählen wir uns eine Geschichte von uns selbst, die wir von anderen übernommen haben. Es geht jetzt darum, die eigene Version zu erzählen. Um es mit Natasha Bedingfield zu sagen: »The rest is still unwritten!«

Laut Maté ist der Mangel an wesentlichen Informationen über uns selbst und unsere Situation eine der Hauptquellen für Stress und einer der stärksten Aktivatoren der HPA-Stressreaktion. Wir können nicht autonom sein, solange wir von Beziehungsdynamiken getrieben werden, von Schuld- und Bindungsbedürfnissen, von Erfolgshunger, Angst vorm Chef, Angst vor Langeweile, Verlustängsten etc.

Ich sehe so viele Betroffene, die trotz Psychotherapie immer noch die Liebe und Aufmerksamkeit einer narzisstischen Mutter – oder eines narzisstischen Partners – erlangen wollen, die immer noch die Akzeptanz des strengen Vaters anstreben, weiterhin die Rolle des »Schwarzen Schafes« in der Familie bedienen, an Perfektionismus festhalten oder immer noch davon abhängig sind, gefallen zu wollen etc. Die Art, wie wir der Welt und uns selbst begegnen, ist oft noch die Haltung unseres verletzten inneren Kindes.

Aus der »Kinderrolle« hinauszutreten scheint mir ein wichtiger Aspekt auf dem Heilungsweg zu sein. Der Verhaltenspsychologe sagte zum Ende meiner ersten Therapie zu mir: »Werden Sie erwachsen!« Damals fand ich es unverschämt, mittlerweile macht es absolut Sinn. Es ist eine Perspektivänderung, die lebensrettend sein kann. Wenn man beispielsweise erkennt, dass die Mutter selbst traumatisiert ist, kann man sich aus der erwachsenen Rolle entscheiden, ob man akzeptiert, dass es nie zu einer wahren Verbindung kommen wird und dass man niemals so etwas wie Liebe erwarten kann. Oder man entscheidet sich, dass man mit Kontrolle, Manipulation und Verletzungen nicht umgehen kann und bricht die Verbindung ab. In beiden Fällen ist es eine Entscheidung des erwachsen gewordenen inneren Kindes. Es war verletzt, aber die bewusste Entscheidung, ohne in die alte Rolle und die alten Sehnsüchte nach Liebe und Gesehenwerden zu fallen, ist ein Zeichen dafür, dass man langsam heilt und sich selbst gefunden hat. Gelingt die innere Abgrenzung, erhofft man sich von dieser Person nichts mehr, und ihre Worte und Handlungen berühren einen nicht mehr. Damit spricht man der Situation ja nicht ab, traurig zu sein. Aber man akzeptiert sie. Ändern kann man sie eh nicht.

Jegliche Maßnahme wird nur zu begrenzten Erfolgen führen, wenn wir laut Maté nicht lernen, uns abzugrenzen. Ein zwanghaftes Nett-Sein auf Kosten unserer authentischen Gefühle wird den Stress aufrechterhalten. Man kann nicht von jetzt auf gleich jemand sein, der plötzlich *Nein* sagen und Grenzen setzen kann. Es geht um die Verurteilung, der wir uns selbst unterziehen, wenn es uns nicht gelingt. Es ist die Selbstabwertung im »Versagen«, nicht das Versagen selbst, was die Energie frisst. Wir sollten uns genauso viel Güte und Geduld zukommen lassen wie einer guten Freundin, die wir trotz allem lieben. Selbstmitgefühl kann man trainieren. Die Folge ist: weniger Stress fürs Nervensystem.

Undosierter Optimismus verursacht Stress

Besonders wichtig finde ich, was Maté über die Konzepte »Positives Denken« und »Stress« sagt. Viele würden positives Denken falsch verstehen – nach dem Motto »Don't worry, be happy!«. Echtes positives Denken beginnt damit, dass wir unsere *gesamte* Realität einbeziehen. Echtes positives

Denken wird von der Zuversicht geleitet, dass wir uns selbst zutrauen, der vollen Wahrheit ins Gesicht zu sehen. Akzeptanz ist wichtig. Das Akzeptieren, dass man sterblich ist, dass man keine Kinder bekommen kann, dass man in der Kindheit keine Liebe erfahren hat etc. und sich zutraut, es auszuhalten.

Der Psychologe Dr. Michael Kerr weist darauf hin, dass zwanghafter Optimismus eine der Möglichkeiten ist, wie wir unsere Angst binden, um eine Konfrontation mit ihr zu vermeiden. Es sei ein Bewältigungsmechanismus des verletzten Kindes.

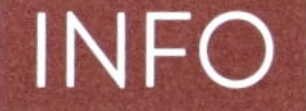

Nur wenn man negative Gedanken zulässt, kann man Überlegungen aufnehmen, was zur Manifestation der Krankheit geführt hat.

- Was ist nicht im Gleichgewicht?
- Was habe ich ignoriert?
- Wozu sagt mein Körper Nein?

Ohne diese Fragen bleibt der Stress, der für unsere fehlende Balance verantwortlich ist, im Verborgenen. Dies setzt alles eine mitfühlende Beziehung zu sich selbst voraus.

Diese akzeptierende Haltung hatte ich eingenommen, als ich den Entschluss fasste, nach Schottland zu gehen. Es war eine bewusste Entscheidung: Ich gehe, was auch immer passieren mag! Wenn ich dann nur noch ein Jahr habe und dann rafft mich der nächste Darmverschluss dahin oder was auch immer, dann ist es eben so. Es mag komisch klingen, aber die absolute Akzeptanz meiner eigenen Sterblichkeit hat mich ein ganzes Stück freier gemacht. Seitdem ist das Leben intensiver. Seitdem gibt es Glücksmomente in den banalsten Situationen, und angebliche Widersprüche machen auf einmal Sinn:

> ALLES IST WICHTIG, DOCH NICHTS SPIELT EINE ROLLE. WIR SOLLTEN ZWAR NICHT AUFGEBEN, KÖNNEN ABER GETROST LOSLASSEN. SO ISSES.

Glaubst du, was du dir erzählst?

Wir müssen unseren Glaubenssätzen auf den Pelz rücken. Laut der Neurologin Dr. Caroline Leaf können solche Gedanken über uns selbst dieselben Reaktionen im Immunsystem hervorrufen wie Viren und Bakterien. So können die Geschichten, die wir uns über uns selbst erzählen, tatsächlich krank machen. Welche Geschichte erzählst du dir über dich selbst? Weißt du das? Hier ein paar typische Beispiele:

- Ich bin nicht stark genug.
- Wenn ich wütend bin, bin ich nicht liebenswert.
- Ich muss wütend sein, damit ich ernst genommen werde.
- Ich bin für die ganze Welt verantwortlich.
- Ich kann alles bewältigen.
- Ich bin nicht gewollt.
- Ich existiere nicht, es sei denn, ich tue etwas.
- Meine Existenz muss gerechtfertigt werden.
- Ich bin nur etwas wert, wenn ich besonders bin.

Ich finde ja, bei Endometriose kommen noch Dinge hinzu wie:

- Ich bin selbst schuld an meiner Erkrankung.
- Ich bin verwirrend.
- Ich bin schwierig.
- Ich bin krank, weil ich eine Frau bin.

Für Heilung ist es eine gute Haltung zu sagen: Es ist, was es ist. Hier bin ich. Ich *bin* nicht die Geschichte, die von mir erzählt wird – egal ob von Eltern, Freunden, Partnern oder vom medizinischen System.

Die Endometriose bringt uns dazu, uns sehr intensiv mit uns selbst auseinanderzusetzen. Tatsächlich habe ich ihr zu verdanken, mich selbst besser kennengelernt zu haben.

Achtsam verbunden

Bessel van der Kolk beschreibt den Trauma-Zustand so, dass das emotionale Gehirn weiterarbeitet und die Stresshormone weiterhin Signale aussenden, während das rationale Gehirn derweil unfähig sei, das emotionale Gehirn aus seiner eigenen Realität herauszureden. Dieses ist noch in der Vergangenheit gefangen und weiß nicht, wie es voll lebendig in der Gegenwart sein kann. Es ist ein bisschen so, wie mit einer guten Freundin zu reden, die noch zu sehr am Ex hängt. Alles, was uns ins Hier und Jetzt bringt und den Körper mit einbezieht, kann ein Schritt Richtung Heilung sein.

Ich spreche mit Mindfulness-Trainerin Shirley Reynolds: »Achtsamkeit hat mir dabei geholfen, mit meinen Emotionen in Berührung zu kommen«, sagt sie. »Man denkt immer, Achtsamkeitsübungen seien in erster Linie zur Entspannung da. Es stimmt, das ist ein Effekt. Aber fast noch wichtiger ist, dass man durch sie seine Gedankenmuster und Glaubenssätze realisiert. Erst wenn man diese erkennt, kann man ja was daran ändern. Lerne zum Beispiel deinen inneren Kritiker kennen und welche Körperempfindungen er auslöst. Der verursacht ganz viel unbewussten Stress. Gedanken können uns anlügen, aber der Körper lügt nie.«

Ich finde einen Gedanken besonders spannend, den Shirley formuliert: »Wir sind zum Überleben gebaut, nicht zum Glücklichsein.« In diesem Satz steckt so viel Weisheit. Denn was wir versuchen zu jagen, ist meist das Glück. Vielleicht sollten wir mehr auf unsere sicheren Bindungen konzentriert sein, die uns vermitteln, dass wir für unser Überleben nicht kämpfen müssen, sondern das Überleben in sicherer Beziehung gegeben ist. Das Glück rückt dann automatisch nach. Daher sind die glücklichsten Menschen auch nicht die mit dem meisten Geld, sondern die mit sicheren Bindungen. Und sichere Bindungen sind wertschätzend und vermitteln: Ich fühle, was du fühlst!

Der US-Amerikaner Jon Kabatt-Zinn, ehemaliger Professor für Medizin, hat die Mindfulness-Based Stress Reduction (MBSR) begründet, um Menschen in den westlichen Industrieländern einen besseren Umgang mit Stress, Depression und Krankheit zu vermitteln. Es wurde zunächst an Schmerzpatienten erprobt, denen die Schulmedizin nicht mehr weiterhelfen konnte, und es konnten positive Wirkungen nachgewiesen werden. Es ist ein 8-wöchiges Programm, das auf Achtsamkeit und Akzeptanz baut und sich zusammensetzt aus

- Achtsamer Körperwahrnehmung (Body-Scan)
- Achtsames Ausführen von Yogastellungen
- Sitzmeditation
- Gehmeditation
- Atemübungen
- Achtsamkeit bei alltäglichen Verrichtungen

Auf der Website des Verbandes der Achtsamkeitslehrenden kann man nach regionalen Kursen suchen:
→ https://www.mbsr-verband.de/

Die Forschung hat herausgefunden, dass der Teil des Gehirns, der für unsere »Kampf-oder-Flucht«-Reaktion und Gefühle von Furcht und Angst verantwortlich ist, nach Achtsamkeitsübungen an Größe verliert. Achtsamkeitsmeditation kann sich positiv auf das Immunsystem auswirken und tatsächlich Entzündungen reduzieren.

Eine gute, trauma-sensitive Übung ist zum Beispiel, ein Haiku-Tagebuch zu führen. Das ist eine japanische Achtsamkeitstechnik, bei der man sich auf Empfindungen konzentriert, die durch die Umgebung ausgelöst werden, und man schreibt dazu einen kurzen Dreizeiler. Als Einstieg finde ich es ideal. Ich persönlich wurde dabei bisher noch nicht getriggert.

Wir sind aufs Überleben programmiert. Wenn wir achtsam werden, nehmen wir automatisch erst negative Dinge wahr. Einst war es halt praktischer, den Säbelzahntiger im Auge zu behalten, anstatt das süße Steinzeit-Eichhörnchen mit dem Tiger im Nacken. Aus diesem Grund sollten wir trainieren, unsere Achtsamkeit bewusst auf positive Dinge zu lenken; nicht, um die negativen auszuschalten, sondern um die positiven mit aufzunehmen. Dies kann man etwa mit einem Dankbarkeitstagebuch, in das man jeden Abend vier Dinge aufschreibt, für die man dankbar ist. Diese können auch total banal sein. Eine Sache sollte mit dir selbst zu tun haben. Ja, man kann sich durchaus selbst Dankbarkeit entgegenbringen. Das stärkt das Selbstvertrauen. Wenn man das über Monate praktiziert, stellen sich tatsächlich gesundheitsfördernde Veränderungen im Körper ein.

Endo Mindset

Tonia Kanitz (Instagram: @endometrioseinderhose) ist zertifizierte Mental-Coachin. Auf ihrem eigenen Heilungsweg hat sie ein Endometriose-Journal als Hilfestellung zur Selbstbeobachtung erstellt, in das sie Achtsamkeitsübungen, Meditationen und Mindset-Aufgaben integriert hat, da diese Praktiken ihr selbst geholfen haben.

»Man ist immer vorsichtig, wenn man Dankbarkeit im Zusammenhang mit Endometriose erwähnt. Vielleicht hätte ich die Entwicklung auch ohne Endo gemacht, das weiß ich nicht. Aber im letzten Jahr habe ich mich um 180 Grad gedreht. Ich fühle jetzt Dankbarkeit. Ich bin viel feiner, viel aufmerksamer für kleine Gesten und Worte, ich bin viel aufmerksamer geworden, viel selbstbewusster, ich sag meine Meinung, ich merke auch, ich habe das Recht auf eine Meinung. Wenn mir jemand im weißen Kittel sagt, so und so machen Sie das, sage ich, ich gehe erst mal nach Hause und lese nach. Ich nehme nichts mehr einfach so hin.«

Tonia erzählt mir von einer neuen Gelassenheit, auch durch schlimme Dinge, die passiert sind. Sie kenne jetzt ihre Stärke und ihre Resilienz. Ihr Schlüssel zum Wohlbefinden ist die Stressreduktion. Dafür hat sie toxische Beziehungen aussortiert und auch mit platonischen Freunden Schluss gemacht. Die Beziehung zu ihren Eltern sei dafür noch besser geworden, erzählt sie mir: »Wir reden mittlerweile über alles. Vorher war da ganz viel Schamgefühl bei mir, gerade im Zusammenhang mit Weiblichkeit und Blutungen.«

Manchmal kommt es mir so vor, als würden wir die Kostbarkeit des Lebens erst begreifen, wenn sie für uns nicht mehr selbstverständlich ist. Darüber kann man nachdenken, doch man begreift es erst, wenn man es auch körperlich gespürt hat. Es ganzheitlich zu spüren, habe ich selbst als Motor für meinen Mut erfahren. So erging es auch Tonia, die sich nach der Diagnose dachte: Warum soll ich keinen Meditationskurs geben? Warum soll ich kein Buch schreiben? Es gab ihr den Mut, sich mit ihren Stärken zu zeigen: »Ich sehe meine Endo nicht als Freundin, aber ich kann sie dadurch akzeptieren. Ich habe zwar diese Erkrankung, da gibt es aber noch Sachen, die ich tun kann. Hier bin ich als Mensch und kann selbstwirksam sein.«

Somatics – den Körper an sich selbst erinnern

Im Sommer 2020, mitten im Lockdown, habe ich mit Somatics begonnen. Ich war zufällig über eine Anzeige im Internet gestolpert und war neugierig geworden, denn hier wurde erwähnt, dass es auch bei Trauma helfen solle. Somatics ist ein bisschen wie Yoga, gleichzeitig ist es so gar nicht wie Yoga. Meistens liegt man auf dem Rücken auf der Yogamatte. Eine Grundübung ist etwa, die Füße dabei aufzustellen und den Rücken im Liegen zu wölben, indem man das Becken ein bisschen kippt, dann kippt man es zurück und drückt den unteren Rücken wieder in die Matte. Das Wichtige dabei ist nicht, dass man die Bewegung perfekt ausführt. Es gibt kein Richtig und kein Falsch im Somatics. Wichtiger ist es, dabei ganz aufmerksam mit seinem Körper zu sein, und hineinzuspüren: Was bewege ich zuerst? Welche Muskeln sind aktiv? Was passiert eigentlich mit meinem Kopf, während ich die Bewegung mache? Wie organisiere ich mich dabei? Wie fällt es mir am leichtesten, und was passiert, wenn ich es mal ein bisschen anders mache?

Es klingt so simpel, aber es ist erstaunlich, was dabei alles in Körper und Geist passiert. In einer Übung habe ich festgestellt, dass sich bei mir im Inneren der rechten Seite meines Oberkörpers im Gegensatz zur linken bei einer Seitbeuge nichts tut. Ich wusste direkt, was Sache ist: Die letzte Endometriose-OP! Hier hatte ich danach Schmerzen. Niemand konnte damals herausfinden, warum das so war. Mir wurde durch Somatics bewusst, dass ich hier eine Blockade habe, körperlich wie auch psychisch. Mir liefen die Tränen, und ich hatte das Gefühl, die Emotionen endlich auszuleben, die ich damals in der Zeit um OP und Krankenhausaufenthalt unterdrückt hatte, um stark zu sein.

Nach der allerersten Somatics-Stunde hatte ich das Gefühl, zum ersten Mal richtig in meinem Körper »drinzusitzen«. Somatics habe ich es auch zu verdanken, dass ich meinen Körper zum ersten Mal als Quelle von Lebensfreude empfunden habe. Einfach in seinem So-Sein auf der Matte liegend und sonst nichts brauchend. Prima!

Wir verkörpern unsere Erfahrungen

Somatics gibt mir die Möglichkeit, mich mit meinem Körper und meinen wahren Gefühlen – meinem authentischen Selbst – auf sichere Art und Weise zu verbinden. Die Bewegungen sind minimal und ganz langsam. Es geht mehr ums Spüren als um alles andere. Manchmal, wenn einem eine Bewegung unangenehm ist, reicht es auch aus, eine Bewegung nur zu denken.

Hätte ich früher schon Somatics gekannt, wäre es eine wunderbare Möglichkeit gewesen, im Krankenhaus einer Retraumatisierung entgegenzuwirken, denn ich hätte die Bewegungen im Krankenhausbett in Gedanken ausführen können und so eventuell die Verbindung zu meinem Körper gehalten.

Beschrieben wird Somatics als neuromuskuläres Umprogrammieren. Auf der körperlichen Seite geht es um mehr Bewegungsfreiheit und das Auflösen von Schmerzen durch Fehlhaltungen, Stress oder Verspannungen, auf der Seelischen um das Auflösen von Blockaden. Wenn wir festgehaltene Muster im Körper auflösen, lösen wir sie im Geist auf und umgekehrt. Auch in Somatics ist alles eine Einheit.

Entwickelt wurde Somatics von dem Philosophen Dr. Thomas Hanna (1928–1990) basierend auf den Arbeiten von Moshé Feldenkrais und Hans Selye. Der kanadisch-ungarische Hormonforscher Selye hatte erkannt, dass körperliche Erkrankungen aus psychologischen Ursachen wie Stress entstehen können. Er gilt als Vater der Stressforschung. Durch Traumata, Stress, Fehlhaltungen etc. kommt es zur sogenannten sensomotorischen Amnesie. Es ist der Verlust an Erinnerung, wie wir natürlich in unserem Körper sind. Da sich das alles auf der Ebene des Zentralnervensystems abspielt, wirkt es tief in unserem Inneren. Die sensomotorische Amnesie ist eine der Anpassung dienende Reaktion des Nervensystems unter anderem auch auf Trauma und Stress. Sie ist erlernt und kann – welch ein Glück – mit Somatics wieder umprogrammiert werden.

Selbstheilung durch die verkörperte Praxis von Living Somatics

Um in den Raum der Selbstheilung und des Wohlbefindens zu gelangen, ist eine Veränderung des Bewusstseins durch somatische Erfahrung möglich. Zu lernen, sich somatisch einzustellen, fördert Selbstregulation und Resilienz. Das Üben der Somatics-Bewegungen in Verbindung mit Achtsamkeit kultiviert deine Fähigkeit, dich selbst zu spüren und deine Selbstheilungskräfte zu aktivieren.

Suche dir einen Ort, an dem du dich bequem hinlegen kannst. Die Oberfläche, auf der du liegst, sollte angenehm und fest sein (eine Yogamatte auf dem Boden, keine zu weiche Unterlage wie eine Matratze). Verwende bei Bedarf ein kleines Kissen, damit der Kopf parallel zum Boden liegt und nicht zu weit nach hinten geneigt ist.

Diese Living-Somatics-Übungseinheit ist auf etwa 15 Minuten ausgelegt, kann aber auch kürzer oder länger durchgeführt werden. Die somatischen Prinzipien sind es, die sicherstellen, dass du den Nutzen der Praxis erntest:

- Bewege dich langsam, sodass du die Empfindungen und den Einsatz deines Körpers bei den Bewegungen wahrnehmen kannst.
- Bewege dich mit Achtsamkeit.
- Richte deine Aufmerksamkeit auf den Bereich, den du bewegst.
- Bewege dich so, dass es dir angenehm ist und leichtfällt. Bewege dich nur so viel, dass es keine Schmerzen bereitet. Ansonsten verringere die Intensität und Geschwindigkeit der Bewegung. Du kannst dir die Bewegung auch nur vorstellen, ohne sie tatsächlich auszuführen.
- Dein Wohlbefinden ist während der gesamten Übung sehr wichtig. Achte auf dein inneres Feedback, und respektiere deine natürlichen Grenzen.

- Übe entsprechend deiner Bedürfnisse, um sicherzustellen, dass du in einem Zustand des Lernens und der Selbstheilung bleibst.

Und nun viel Freude!

Zentrieren

Körperposition: Leg dich auf den Rücken. Die Beine sind lang, verwende eine Nackenrolle unter den Knien, wenn dies bequemer ist. Leg die Hände auf deinen Unterbauch.
Erkunden: Spüre die Bewegung deines Atems unter deinen Händen. Beginne, dich auf dich selbst einzustimmen. Nimm deinen inneren Zustand wahr.
Befragen: Was ist die Qualität, die in diesem Moment in dir vorhanden ist?

Rollen des Beckens

Körperposition: Leg dich auf den Rücken. Beuge beide Knie und stelle die Füße auf die Matte. Die Hände liegen entweder auf dem Unterbauch, oder die Arme ruhen an den Seiten.
Erkunden: Atme in den Unterbauch hinein, wölbe den unteren Rücken, sodass er sich von der Matte wegbewegt und sich das Becken nach vorn neigt. Nimm wahr, wie sich dein Steißbein näher zur Matte bewegt. Ausatmen: Flache den unteren Rücken langsam zur Matte hin ab. Achte darauf, wie sich dein Steißbein von der Matte wegbewegt.
Wiederhole die Bewegung 8- bis 15-mal. Ruhe danach mit gestreckten Beinen aus.
Befragen: Wo spürst du die Bewegung? Wie verändert sich der Kontakt deines Beckens mit der Matte? Wie weit oben in der Wirbelsäule spürst du die Bewegung, wie überträgt sie sich hier? Wie viel von dir ist an der Bewegung beteiligt? Wie organisierst du dich in der Bewegung? Was führt die Bewegung, und welche Muskeln spannen sich zuerst an?

Knie fallen lassen, seitliches Rollen des Beckens

Körperposition: Leg dich auf den Rücken. Beugen beide Knie, und stell die Füße auf die Matte, etwas weiter als hüftbreit auseinander, sodass es dir angenehm ist. Die Arme ruhen an den Seiten.

Erkunden: Lass langsam ein Knie zum anderen Bein hin fallen. Auf der gleichen Seite, auf der das Bein nach innen fällt, dehnen Rücken, Taille und Unterbauch. Bringe das Bein wieder in die Ausgangsposition. Wiederhole den Vorgang mit dem anderen Bein. Bewege dann abwechselnd ein Bein nach dem anderen. Wiederhole die Bewegung 8- bis 15-mal. Ruhe danach mit gestreckten Beinen.

Befragen: Wo spürst du die Bewegung? Welche Teile in dir führen die Bewegung an? Wie verändert sich der Kontakt zum Untergrund? Wie viel von dir ist an der Bewegung beteiligt? Wie organisierst du dich in der Bewegung? Kannst du etwas tun, was die Bewegung leichter werden lässt?

Einseitige Hüftdrehung

Körperposition: Leg dich auf den Rücken. Ein Knie beugen und den Fuß auf die Matte stellen. Das andere Bein ist lang ausgestreckt, die Arme liegen seitlich.

Erkunden: Drücke den Fuß, der steht, in den Boden, und führe das Knie gerade nach vorn, als ob du mit dem Knie auf einen Knopf drücken wolltest. Lass die Bewegung des Beins dein Becken zur Seite drehen, um mehr Gewicht auf die Seite des Beckens zu legen, auf der das Bein lang ist. Hebe das Becken nicht an, sondern lass es sich nur etwas zur anderen Seite drehen. Kehre in die Ausgangsposition zurück. Passe die Position des Standfußes an, um ihn optimal zu platzieren. Wiederhole dies 5- bis 10-mal. Ruhe danach mit gestreckten Beinen aus. Wiederhole mit der anderen Seite.

Befragen: Wie verändert sich der Kontakt deines Beckens mit der Matte? Spürst du eine Verlängerung in der Taille, im unteren Rücken, wenn du das Knie nach vorn führst?

Becken kreisen

Körperposition: Leg dich auf den Rücken. Beuge beide Knie, und stelle die Füße auf die Matte. Die Hände liegen entweder auf dem Unterbauch, oder die Arme ruhen an den Seiten.
Erkunden: Verlagere das Gewicht deines Beckenbodens in einer kreisförmigen Bewegung, nach unten zum Steißbein, zur Seite, nach oben zum unteren Rücken, zur anderen Seite, nach unten und so weiter. Wiederhole die Übung 5- bis 10-mal in die eine Richtung, dann mache die Übung 5- bis 10-mal in die andere Richtung. Ruhe danach mit gestreckten Beinen aus.
Befragen: Wie verändert sich der Kontakt deines Beckens mit der Matte? Kannst du die Bewegung so ausführen, dass sie sich gut anfühlt? Verringere die Anstrengung, und mache den Kreis fließender.

Pause

Körperposition: Leg dich auf den Rücken. Die Beine sind lang, verwende eine Nackenrolle unter den Knien, wenn dies bequemer ist. Die Hände liegen auf dem Unterbauch, oder die Arme ruhen an den Seiten.
Erkundung: Nimm die Qualität wahr, die in dir vorhanden ist. Nimm deinen inneren Zustand wahr.
Befragen: Was brauchst du jetzt?

Mit jeder Übung wächst deine somatische Intelligenz. Deine Selbstheilungskräfte werden gefördert, und deine innere Heilerin aktiviert, die deine Bedürfnisse äußert und dich dabei unterstützt, dein Leben mit deinen Herzenswünschen in Einklang zu bringen.

Übungsanleitungen von Gayatri Maya Schriefer B.Sc.Ed., Hanna Somatic Educator, Mitbegründerin von Living Somatics (→ livingsomatics.com), Vorstandsmitglied der International Somatic Movement Education and Therapy Association (ISMETA), Mitgestalterin der Woman's Leadership and Healing Journey

Yoga – Verbinden und Empfinden

Ich habe bisher nur selten Yoga gemacht, aber wenn, dann hatte es direkt eine Wirkung. So auch, als ich einen Yoga-Kurs in Inverness besuchte, wo ich nach meiner Auswanderung als Erstes gelandet war. Was da in meinem Inneren passierte, ja, ich kann es nicht wirklich erklären. Es pochte jedenfalls während der Übungen ordentlich im Sonnengeflecht. Und als ich am nächsten Tag nichts ahnend mein Frühstück zubereitete, ging genau von diesem Punkt auf einmal eine Welle los.

Für einen kurzen Moment dachte ich, ich müsse mich übergeben. Aber es kam etwas anderes hoch: ein alter Schmerz, der endlich gefühlt werden wollte. Es war der Moment, in dem mir bewusst wurde, dass meine Mutter mich nie geliebt hat. Durch ihr eigenes Trauma konnte sie es einfach nicht. Die Yoga-Übungen gepaart mit Atemübungen brachten hervor, was ich durch Psychotherapie, Selbstwertsteigerung und Abgrenzung vorbereitet hatte: Zum ersten Mal begegnete ich dieser Wahrheit im vollen Bewusstsein der heute Erwachsenen, ließ das innere Kind sich erst mal ausheulen und ging in die Akzeptanz. Ich habe keine Erwartungen mehr. Es ist so, wie es ist. Das Yoga hatte mir dabei geholfen, mich mit meinen tiefsten, authentischen Empfindungen zu verbinden.

Asanas für Hormone

Ich rede mit Eva Sturm von feminine.yoga (Instagram: @ eva_._sturm). Sie ist nicht nur ausgebildete Yogalehrerin, sondern auch selbst Betroffene. Daher hat sie ein Programm entworfen, das auf die Bedürfnisse von Endometriose-Patientinnen abgestimmt ist. Dieses basiert großteils auf ihrer Ausbildung im Moon-Yoga®, das speziell an Frauen mit hormonellem Ungleichgewicht und Zyklusbeschwerden angepasst ist. Hier liegt der Fokus auf dem Unterleib und dem weiblichen Hormonsystem. Es geht dabei aber auch darum, wieder mit seiner Weiblichkeit in Berührung zu kommen. Eva erklärt mir den Unterschied zwischen Hormon-Yoga und Moon-Yoga®:

»Durch bestimmte Haltungen werden bestimmte Hormondrüsen stimuliert. Hormon-Yoga ist mit Endometriose immer schwierig zu machen. Hier wird hauptsächlich Östrogen stimuliert, weil es ursprünglich für Frauen in Perimenopause und Menopause konzipiert wurde. Im Moon-Yoga® werden verschiedene Hormondrüsen angeregt, und es wird abgewechselt mit Übungen, die ausgleichend auf das Hormonsystem als Ganzes wirken. So ist es für Frauen mit Endometriose besser geeignet.«

Eva erklärt mir eine einfache Übung, die sie meist am Ende der Yogastunde macht. Man legt dabei das Becken erhöht auf einem Kissen oder Ähnlichem ab und streckt dabei die Beine in die Luft, das wirkt ausgleichend auf das Hormonsystem. Die Atmung spielt beim Yoga bei Endometriose auch eine wichtige Rolle. Man macht Atemübungen, die den Vagusnerv anregen. Man kann etwa einatmen und beim Ausatmen summen. Dadurch wird Stress abgebaut und die Stress-Resilienz erhöht. Aber allein schon die Verlängerung beim Ausatmen wirkt beruhigend auf das Nervensystem. Wenn man dabei den Mund aufmacht, den Kiefer entspannt, dann entspannt es sogar das Becken, meint Eva.

Was Yoga auch bewirken kann, ist die Verbindung zu deinen Sexualorganen und deinen Beckenboden zu stärken, die Durchblutung wird angeregt, die Empfindsamkeit und die Libido gesteigert. Auch im Umgang mit dem Kinderwunsch kann viel mit Yoga gemacht werden. »Es macht nicht zwangsläufig fruchtbarer, aber es kann dazu führen, dass du wieder mehr Vertrauen hast in dich und die Fähigkeit deines Körpers im Kinderwunsch. Du kannst einfach wieder mehr in dir ankommen und auf dich hören, wenn es nachher etwa um Entscheidungen in der Kinderwunschbehandlung geht. Es kann für die Psyche hier wirklich eine große Unterstützung sein.«

Ein großer Fokus in Evas Kursen ist die Selbstermächtigung, dass die Frauen ihre Routine nach einer Weile selbst aufbauen. Es sei auch wirksamer, wenn man täglich 10 Minuten übt als einmal in der Woche 90 Minuten.

Nach ihrer eigenen Diagnose hatte Eva eine Verhaltenstherapie begonnen. Hier war man weder auf das Thema Endometriose noch auf das Thema

Sexualität eingegangen. Da entdeckte sie Feminine Embodiment Coaching für sich. Hier geht es darum, seinen Körper zu »bewohnen«, ihn zu spüren und die Werkzeuge der weiblichen Verkörperung einzusetzen, um an die eigenen Ressourcen zu gelangen und authentisch zu leben.

Yoga kann bei Endometriose helfen, Verspannungen und Verklebungen zu lösen. Psychologisch hat es Eva das Gefühl der Selbstermächtigung gegeben und den Mut, eigenständig etwas zu machen. Davor war nur das Gefühl des Ausgeliefertseins. Yoga hat ihr geholfen, ihr Selbstbewusstsein zu steigern. Und dieses Selbstbewusstsein hat sich in andere Lebensbereiche ausgeweitet: »Ich konnte meinem Chef immer mehr sagen, sorry, ich hab meine Tage, ich komme heute nicht. Davor hatte ich mich immer unter Schmerzmitteln ins Büro geschleppt. Prinzipiell bin ich allgemein mit mir entspannter und gütiger.«

Es ist ein Prozess, es reicht auch nicht, einmal einen Yoga-Kurs zu machen. Man muss dranbleiben. Eine gewisse Disziplin ist wichtig. Auf den Körper zu hören, geht halt erst, »wenn wir seine Lautstärkeregelung hochdrehen, indem wir uns mit ihm beschäftigen«, wie Eva so schön sagt. »Jetzt haben wir beide Endometriose. Du bist ausgewandert, ich habe mich selbstständig gemacht. Es geht alles! Unterdrückst du, was du leben willst? Das ist eine wichtige Frage. Ich habe eine chronische Krankheit, aber meine Lebenslust ist genauso chronisch!«

Das Seegras

Diese Haltung hat eine super ausgleichende Wirkung auf unser Hormon-, Nerven- und Energiesystem. Wenn man die Beine wie im Bild gegen die Wand angelehnt hat, kann man die Haltung problemlos bis zu 20 Minuten halten. Man kann sie aber auch im freien Raum machen, und da sollte man sie zwischen drei bis fünf Minuten halten. Wenn man seine Tage hat, sollte man nichts unter die Hüfte legen, sondern das Becken auf einer Ebene mit dem restlichen Torso belassen.

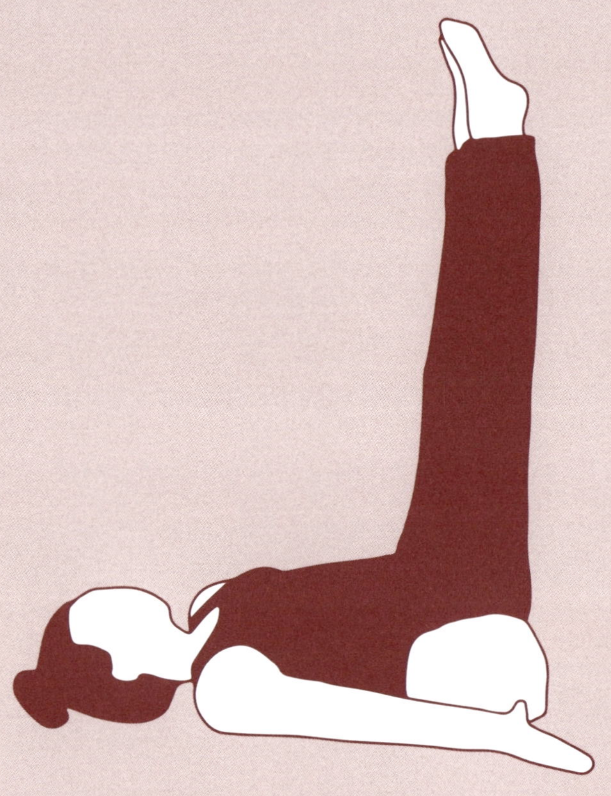

Der liegende Schmetterling

Diese Haltung ist extrem entspannend für Körper, Geist und Seele. Durch die Hüftöffnung können hier Verspannungen und Verklebungen gelöst werden, und es wird wieder mehr Raum im Becken kreiert. Durch die leichte Brustöffnung wird auch dieser Bereich entspannt und geöffnet.

Sowohl im Becken als auch im Brust-/Herzbereich halten wir oft viele Emotionen und Spannungen fest, die sich hier zeigen dürfen. Die Unterstützung unter den Knien ist wichtig, falls die Knie sonst in der Luft hängen, weil dadurch dann das Becken erst richtig entspannen kann.

Durch die generell öffnende Wirkung der Haltung kann sie auch während der Menstruation und bei Krämpfen sehr angenehm sein. Prinzipiell kann man in der Haltung so lange bleiben, wie es sich gut anfühlt, es empfiehlt sich jedoch, hier mindestens fünf Minuten zu bleiben.

Um aus der Haltung zu kommen, sollte man die Beine sanft zusammen schieben und sich dann seitlich von der Unterlage hinunterrollen, da ein nach vorn aufsetzen Verletzungsgefahr birgt, wenn man es zu schnell oder unachtsam macht.

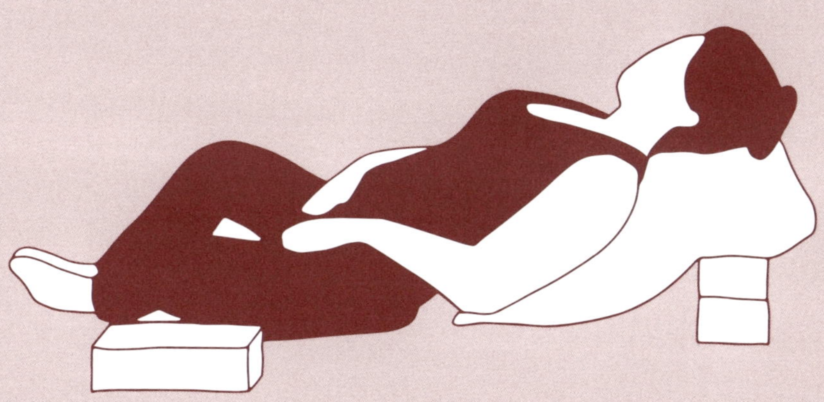

Kinesiologie – der Körper weiß Bescheid

Viele alternativmedizinische Methoden sind wissenschaftlich noch nicht anerkannt, werden aber durchaus von Schulmedizin und Diplom-Psychologen ergänzend eingesetzt, so auch die Kinesiologie. Es ist ein ganzheitliches Diagnose- und Therapieverfahren. Es wird vor allem bei stressbedingten Erkrankungen, emotionaler Belastung und chronischen Schmerzen angewandt. In der Kinesiologie fließen Erkenntnisse aus moderner Hirnforschung, chinesischer Medizin, Chiropraktik, Psychologie und Ernährungslehre zusammen.

Die Vorstellung sogenannter Meridiane kennt man aus der chinesischen Medizin. Es sind Energiebahnen, die mit Organen und Gefühlen in Verbindung stehen. Belastendes, Negatives und Trauma blockieren hier den Energiefluss und verursachen so körperliche und psychische Beschwerden. Das Belastende im Unterbewusstsein soll nun aufgedeckt und korrigiert werden, damit die Energie wieder fließen kann. Auch hier geht es darum, durch Trauma verursachten Glaubenssätzen an den Kragen zu gehen.

Diplom-Psychologe Thomas Terne schreibt dazu: »Über das Zusammenwirken von Muskeln, Organen, Emotionen und Denkstrukturen erhalten wir Zugang zu bewussten und unbewussten Stressfaktoren, die sich auf körperlicher oder seelischer Ebene zeigen können. Damit verbessern kinesiologische Balancen die Kommunikation mit uns selbst, helfen Stress abzubauen, lösen Blockaden, aktivieren die Selbstheilungskräfte des Körpers, fördern unser persönliches Wachstum und führen zu Leistungssteigerungen in vielen Lebensbereichen.«

Konflikt in den Muskeln

Ich rede mit Nina Svenja Lehmann (Instagram: @ninasvenjalehmann), ganzheitliche Gesundheitsberaterin für Frauen mit Endometriose. Meines Erachtens hat sie die Abgrenzung und die Verbindung mit ihrem authentischen Selbst schon früh mit Bravour gemeistert – und es hat sich gelohnt. Nina zeigt mir den kinesiologischen Muskeltest, über den man seinen Körper befragen kann. Psychische Stressoren führen zu einer Schwächung der Muskelspannung. So kann man bestimmte Blockaden aufdecken. Man hält beispielsweise den rechten Arm nach oben. Eine Frage zu einem bestimmten Lebensthema wird gestellt. Ändert sich die Muskelspannung, das heißt, konnte man den Arm erst mit einem gewissen Widerstand nach unten drücken und lässt dieser Widerstand bei der Frage nach, herrscht hier eine Konfliktsituation.

Nina wurde bei ihrer Testung beispielsweise damals gefragt: »Bist du eine Frau?« Bei dieser Frage ließ die Muskelspannung nach. So kam sie zum Thema Weiblichkeit. Sie erzählt mir von der Trennung ihrer Eltern, als sie 18 Jahre alt war. Der Vater sei Mathematiker und gut im Erklären. Sie hätte sich für ein Ingenieurstudium entschieden, weil es ihr Dank ihres Vaters immer leichtgefallen war. Unbewusst war es wohl schon mangelnde Abgrenzung, denn später kam sie zur Einsicht, dass es nicht das Thema war, was eigentlich in ihr schlummerte. »Nach der Trennung meiner Eltern hatte ich halt gedacht, du musst als Frau alles sein!«, sagt sie.

Nina hatte eine Weile als Ingenieurin gearbeitet. Als sie dann spürte, dass es nicht ihrem Inneren entsprach, begann sie eine Ausbildung zur ganzheitlichen Gesundheitsberaterin. Schließlich kündigte sie ihren sicheren Job im Alter von 30 und ging erst mal nach Bali. Dort stellte man fest, dass ihre Schilddrüsen- und Progesteronwerte auf einmal super waren. In einem Retreat für Frauen arbeitete sie viel mit Breathwork. Im Austausch mit den Frauen kamen verschiedene Traumata an die Oberfläche. Das Schuldthema kam dabei immer wieder hoch. So hatten Dyspareunie und Blutungen nach dem Geschlechtsverkehr in Beziehungen immer wieder für ein schlechtes Gewissen bei Nina gesorgt. Zurück in Deutschland machte sie ein Seminar bei einem Body Coaching, bei dem es darum ging, die Gebärmutter zu erspüren. »Der Unterleib war lange nur ein schwarzes Loch für mich. Das Coaching hat mich dahin geführt, dass ich wieder Zugang gefunden habe und ihn liebend sehen konnte«, so Nina.

Mittlerweile hätte sie keine Schmerzen mehr. Es ist erstaunlich, denn bei der Diagnose sagte man ihr, dass ihre Scheide mit Endometriose durchwachsen sei. Eine Endometriosezyste war auch wieder verschwunden genauso wie ihre Darmbeschwerden.

Der Arm als Stressbarometer

Nina macht einen Test mit mir. Ich soll den rechten Arm angewinkelt hochheben und dann den Unterarm nach unten drehen, ohne die Schulter nach vorn zu ziehen. Die Beweglichkeit des Armes sagt viel über unseren Stress-Status aus – je gestresster man ist, desto unbeweglicher ist der Arm. Dann machen wir kinesiologische Klopfübungen, bei denen man mit den Fingerspitzen bestimmte Reflexpunkte am Körper abklopft:

Man nimmt die drei Finger der rechten Hand, klopft einmal rechts vom Bauchnabel, dann in der Mitte, dann links vom Bauchnabel, dabei atmet man jeweils tief ein und aus. Das ist die Grundklopfübung. Die linke Hand positioniert man während der drei Klopfübungen jeweils folgendermaßen:

- Zeigefinger hinter dem rechten Ohrläppchen
- Zeigefinger hinter dem linken Ohrläppchen
- Drei Finger auf die Fontanelle (höchster Punkt am Kopf)
- Drei Finger in die Mitte des Kopfs
- Drei Finger am Haaransatz
- Drei Finger zwischen die Augen

Nach der Klopfübung kann ich den Arm tatsächlich weiter nach unten drehen. »Siehst du – es hat schon funktioniert, der Stresspegel ist schon runtergegangen«, sagt Nina. Es nütze allerdings nichts, diese Übung nur einmal zu machen. Sie mache es jeden Tag, und das bereits schon seit Monaten.

»Ich persönlich würde sagen, am wichtigsten ist es, erst mal mit dem Nervensystem anzufangen, um den Stresslevel zu senken und bereit zu sein für alle anderen Umstellungen«, sagt sie. »Es hat sich auch viel an meinem Selbstwert geändert. Ich setze sehr viel mehr Grenzen, sage Nein, gehe meinen Weg. So hatte ich auch das Selbstbewusstsein erlangt, meinen Job zu kündigen und den Konflikt mit der Familie anzugehen.«

Ich finde es spannend, dass Nina mir das so erzählt, hatte ich vor Kurzem noch gelesen, dass Konfliktvermeidung auch eine Form sei, Bindung zu meiden. Vielleicht ist es wirklich so: Je mehr sie die Verbindung mit sich selbst hergestellt hat, desto mehr konnte sie auch in echte Bindung mit ihrem Umfeld gehen. In Konflikte zu gehen gehört dazu.

Ich sage Nina, dass ich die Betroffenen gern dahin bringen würde, Sicherheit für sich herzustellen, wie auch immer diese aussehen möge, ob offener Konflikt und Grenzen setzen oder Beziehungsabbruch. »Trennung gehört auch dazu«, meint Nina. »Ich hatte vorher viele ungesunde Beziehungen. Ich glaube, die haben die Endometriose noch befeuert.« Da erinnert sie mich an einen Satz, den ich mal von einer Traumatherapeutin gelesen hatte: Traumatisierte Menschen müssen Verlassen lernen! Ich musste auch erst lernen, dass ich das darf. Es gibt so viele selbst auferlegte Verbote, die im Grunde nicht zu uns gehören, sondern uns lediglich irgendwann mal von außen aufgedrückt wurden.

Ich bin mehr und mehr davon überzeugt: Was uns heilen würde, wäre wahrscheinlich ein Miteinander, ohne gegeneinander zu sein. Dann wären wir in Sicherheit. Dann müssten unsere Supersysteme nicht in die Abwehr gehen. Aber so ist es leider nicht. Es fängt wohl damit an, dass wir selbst für uns sind. Danke Nina – mach weiter so!

Den Vagusnerv aktivieren

Bessel van der Kolk schreibt, wir müssten uns auch für nichtpharmakologische Praktiken außerhalb der westlichen Medizin öffnen: Atemübungen, Singen, Kampfsportarten wie Qui-Gong, gemeinsames Trommeln, Gruppensingen und Tanzen. Alle beruhen auf zwischenmenschlichen Rhythmen und stimmlicher und mimischer Kommunikation, die dazu beitragen,

Menschen aus dem Kampf-/Flucht-Zustand herauszubringen, ihre Wahrnehmung von Gefahr neu zu organisieren und ihre Fähigkeit, Beziehungen zu managen, zu verbessern.

Viele dieser Praktiken funktionieren über die Aktivierung des Vagusnervs, den Stephen Porges 1994 in der Polyvagal-Theorie beschreibt. Der Vagusnerv ist der längste und komplexeste von 12 Hirnnerven. Er verbindet das Gehirn mit Geweben und Organen, sendet Signale zu ihnen und empfängt Signale von ihnen. Er läuft durch Kopf, Hals, Brust und Unterleib. Wenn man sich den Verlauf auf Anatomiebildern ansieht, erinnert es an die sogenannten Chakren, die man aus der asiatischen Gesundheitslehre kennt. Der Vagusnerv liefert beispielsweise Signale für die Muskeln im Hals fürs Schlucken und Sprechen. Er ist auch verantwortlich für die Funktionen des Verdauungstraktes, für Atmung und Herzschlag. Im parasympathischen Nervensystem sorgt er für Ruhe, Entspannung und Verdauung. Er spielt eine Rolle für Stuhlgang, Urinieren und für die sexuelle Erregung. Nicht zuletzt sendet er entzündungshemmende Signale an andere Teile des Körpers.

Vagusaktivität hoch, Endometrioseaktivität runter

An der Fundan Universität in Shanghai deuten Daten einer Studie von 2019 darauf hin, dass Patientinnen mit ovarieller Endometriose eine erhöhte Aktivität des sympathischen Nervensystems (Fight-/Flight-/Freeze-Modus) und eine verringerte Vagusaktivität haben. Die Studie hat erste Nachweise erbracht, dass die Stimulation des Vagusnerves das Fortschreiten der Endometriose unterdrücken kann.

Die Aktivierung des Vagusnervs unterstützt das Immunsystem und steuert einen Entzündungsreflex im Körper. Wenn er aktiv ist, empfangen seine Sensoren einen erhöhten Status an Zytokinen im Körper. Darauf sendet er ein elektrisches Signal zum Hirn. Dieses reagiert mit einem ausgehenden Signal durch den Vagusnerv in die Wirbelsäule, wo es unsere Türsteher, die Makrophagen, beruhigt, die daraufhin ihre Zytokine zurückpfeifen. Die Vagusnerv-Stimulation kann so genutzt werden, um Entzündungen entgegenzuwirken.

Zeichen einer Funktionsstörung des Vagusnervs können sein:

- Migräne
- Zähneknirschen
- Kloß im Hals
- Reizbarkeit
- Depressionen
- Ängstlichkeit
- Ruhelosigkeit
- Schlafstörungen
- Konzentrationsstörungen
- Vergesslichkeit
- Tagträumen
- Asthma
- Allergien
- Verdauungsstörungen
- Geringes sexuelles Verlangen
- Hochsensibilität

Der Vagusnerv besteht aus zwei Ästen, dem ventralen (vorderen) und dem dorsalen (hinteren) Ast und einem Strang. Der ventrale Ast ist der jüngere. Sein Ziel ist es, sich sozial zu verbinden. Ist die Funktion des Vagusnervs gestört, hat es Folgen auf allen Ebenen: In sozialen Situationen ist man im Gefahrenmodus und reagiert inadäquat (Übererregung/Untererregung). Sympathikus und Parasympathikus müssen durch den Vagusnerv ausbalanciert werden, um mit anderen Menschen mitzuschwingen. Soziale Unterstützung ist auch der stärkste Schutz vor Überforderung durch Stress und Trauma.

Soziale Unterstützung ist nicht dasselbe wie die bloße Anwesenheit anderer. Man kann mit jemandem zusammen sein und sich doch wie der einsamste Mensch fühlen, wenn diejenige Person nicht auch mit sich verbunden ist. Die Verbindung zu unserem authentischen Selbst durch somatische Methoden hat also nicht nur eine persönliche, sondern auch eine gesellschaftliche Dimension.

VON DEN MENSCHEN UM UNS HERUM
WIRKLICH GEHÖRT UND GESEHEN ZU WERDEN,
DAS GEFÜHL ZU HABEN, DASS WIR IM GEIST
UND IM HERZEN EINES ANDEREN MENSCHEN
AUFGEHOBEN SIND, DAS IST DAS WICHTIGSTE!

In einem Seminar zum Thema Somatic Psychology lerne ich von Peter Levine persönlich, wie die Stimulation des Vagusnervs unserem System Sicherheit vermitteln kann. Wir atmen gemeinsam tief ein, und beim Ausatmen sagen wir laut »Woooooooo«. Manche kennen das »Om« aus buddhistischen Traditionen. Wir legen dabei die Hände auf unseren Bauch und versuchen, die Vibration zu erspüren. Peter Levine erklärt, dass der Nerv durch diese Stimulation Signale aus den Verdauungsorganen zurück ans Gehirn sendet und diesem vermittelt: Es besteht keine Gefahr, wir können entspannen. Es gibt mehre Möglichkeiten, wie wir selbst den Vagusnerv stimulieren können:

- Kalte Dusche, wahlweise kaltes Wasser ins Gesicht spritzen.
- Den Muskel über der Schulter oder beide Seiten des Halses hinter den Ohren bis zur Haargrenze massieren, die Haut hinter den Ohren reiben.
- Singen, Summen (im Prinzip alles, was ich allein im Auto mache)
- Gurgeln
- Das Heben der Augenbrauen und Ohrenwackeln aktiviert die Schläfenmuskeln. Auch hier läuft der Vagusnerv durch.
- Einatmen für vier Sekunden – Luft anhalten für vier Sekunden – ausatmen für vier Sekunden – vier Sekunden warten – einatmen ...
- Wechselatmung (durch ein Nasenloch ein, durch das andere aus und abwechseln)
- Es gibt einen Akupressurpunkt für den Vagusnerv im Ohr. Wenn man mit dem Finger vom Ohrläppchen aus hineingeht am unteren Rand. Dort 30 Sekunden drücken und loslassen, mehrere Male wiederholen.
- Durch die Nase einatmen, durch den Mund ausatmen, als wolle man einen Spiegel beschlagen und ruhig einen Seufzer beim Ausatmen obendrauf setzen.
- Yoga- oder Somatics-Übungen, die Brust und Hals öffnen.
- Katzenbuckel, Pferderücken, so kenne ich die Übung noch. Sie stimuliert den Part des Vagusnervs, der durch den Bauch läuft.
- Meditation des Selbstmitgefühls

Achtsamkeits-Übung: Selbstmitgefühl kultivieren

Die Dauer der Übung kann zwischen 5 und 50 Minuten liegen. In dieser sanften Praxis wirst du angeleitet, aus einem Zustand der Verkörperung und Selbstverbundenheit nach Mitgefühl zu fragen. Du bist eingeladen, mit dir selbst in Kontakt zu treten, deinen Körper als Anker zu nutzen, zusammen mit geführten Bildern und achtsamer Selbstwahrnehmung, um der Qualität deines Herzens Raum zu geben.

Die Praxis beginnt damit, sich bewusstzumachen, was im Körper, im Geist und in den Gefühlen gegenwärtig ist, um tiefe Entspannung und Präsenz zu fördern. Von dort aus wirst du zu einer Herzmeditation geführt, die Offenheit, Leichtigkeit und Selbstmitgefühl kultiviert und im Körper verankert ist. Die Meditation basiert auf der alten tibetischen Herzmeditation Tonglen.

Diese Praxis nutzt die Qualität, die das Herz bereits besitzt, nämlich bedingungslos zu absorbieren und zu akzeptieren und friedliche, liebevolle Ruhe auszustrahlen. Am wichtigsten ist, dass diese Praxis darauf abzielt, alle Teile deines Selbst zu umarmen und ihnen Mitgefühl zukommen zu lassen, einschließlich körperlicher, geistiger und emotionaler Schmerzen und Leiden. Es ist ein Weg, den unmittelbaren Nutzen von Offenheit und Sanftheit in belastete emotionale Zustände zu bringen und Frieden und Freiheit in einen aufgewühlten Geist zu bringen. Diese Meditationspraxis wandelt Negativität auf jeder Ebene um und bringt positive Veränderungen mit sich, da sie systematisch die Qualität der liebevollen Akzeptanz entwickelt.

Die Kraft liegt in der Fähigkeit, die Qualität des eigenen Schmerzes und Leidens zu verändern, indem man sich selbst Mitgefühl entgegenbringt und die Aufmerksamkeit auf das lenkt, was ist, und es akzeptiert. Dadurch wird die Energie freigesetzt, und die Qualität verändert sich. Die Anwendung dieser Praxis im täglichen Leben besteht darin, eine freundliche Haltung und Offenheit gegenüber sich selbst, anderen und dem Leben zu entwickeln.

Sitzende Position: Beginne die Übung, indem du eine bequeme Position einnimmst. Wenn du mit einer geraden, entspannten Wirbelsäule sitzen kannst, dann tue das, denn die aufrechte Position wird dich dabei unterstützen, bewusst zu bleiben. Du kannst dich auch auf den Rücken legen und die Beine ausstrecken oder die Knie beugen und die Füße hüftbreit auseinanderstellen. Du kannst die Augen schließen oder nur den Blick senken.

Atmung: Werde dir deines Atems bewusst, nimm wahr, wie die Luft durch deine Nasenlöcher strömt. Nimm wahr, wie sich dein Brustkorb und dein Unterleib beim Ein- und Ausatmen bewegen. Werde dir bewusst – auch von innen – wie der Atem deinen Körper bewegt.

Achtsamkeit: Werde dir deines ganzen Selbst bewusst – zuerst der körperlichen Empfindungen, dann der Gedanken und zuletzt der Gefühle. Erkenne mit Gleichmut an, was da ist, ohne zu urteilen oder zu versuchen, die Empfindungen, Gedanken oder Gefühle zu stoppen oder ihnen Nahrung zu geben. Wenn es Widerstand, Verurteilung oder Ungeduld gibt, nimm auch das wahr.

Visualisierung: Erinnere dich an eine Zeit, in der du in deinem Leben Mitgefühl erfahren hast; ein Elternteil, das ein weinendes Kind umarmt, ein guter Freund, der in schwierigen Zeiten zuhört, ein Tier, das gestreichelt wird. Wenn du mit dem Gefühl in Berührung kommst, lass die Erinnerung los, und konzentriere dich auf die Erfahrung des Mitgefühls, und lass es sich in deinem ganzen Selbst ausbreiten.

Du kannst die Meditation hier beenden oder fortsetzen.

Mitgefühl kultivieren: Werde dir deines Herzzentrums bewusst, dem Bereich in der Mitte deiner Brust. Es hat die Qualitäten und die Energie des Herzens mit seiner Offenheit, bedingungslosen Wertschätzung, Freude, Empfänglichkeit, Akzeptanz, Nicht-Beurteilung und Freundlichkeit. Sende von deinem Herzzentrum aus die bedingungslose Wertschätzung an einen beliebigen Teil von dir, und empfange die Empfindung von diesem Teil von dir im Herzen – wie Geben und Empfangen, wie Ebbe und Flut. Du kannst sogar deinen Atem als Vehikel benutzen: Sende beim Ausatmen liebevolle Güte zu einem Teil von dir, zum Beispiel dem Becken, und beim Einatmen hebe die Empfindung von deinem Becken in dein Herz, und lass die Qualität des Herzens sie aufnehmen. Dann atme beim nächsten Ausatmen Mitgefühl zu der Empfindung im Becken. Fahre so fort, bis du die Veränderung der Qualität in dem Körperteil spürst, dem du Mitgefühl sendest. Unbehagen, Widerstand und Schmerz sind alle willkommen.

Atme weiterhin Liebe in den Bereich ein, und nimm sie in dein Herzzentrum auf, und lass sie sich dort auflösen, dann lass mit dem nächsten Ausatmen eine Welle des Mitgefühls den Bereich segnen. Die Liebesenergie des Herzens ist es, die die Umwandlung vollzieht, und du kannst den Atem als Vehikel benutzen, wenn du das für gut hältst. Lass dir Zeit, und beobachte, wie sich die Qualität der Empfindung verändert. Du kannst mit dem nächsten Gefühl, Gedanken oder körperlichen Empfinden fortfahren und dich selbst nach allem durchsuchen, was liebevolle Aufmerksamkeit braucht. Du kannst dich auch dafür entscheiden, den Bereich auf andere Menschen in ihrem Leben, auf Fremde und sogar auf die ganze Welt jenseits deines eigenen Lebens auszuweiten. Höre auf das, was sich für dich gut anfühlt, lasse dich von deinen Empfindungen und von der reichhaltigen Akzeptanz deines Herzens leiten. Erforsche, wohin dein Herz dich auf natürliche Weise führt. Begegne dir selbst mit einer Haltung der Neugierde.

Ruhe und Integration: Ruhe in der Qualität der liebenden Güte. Lass sie jeden Teil von dir nähren und verjüngen. In diesem Zustand nimm wahr, was gegenwärtig ist. Du kannst dir Gutes, Wohlbefinden, Herzensfrieden oder was auch immer aus der Tiefe deines Herzens aufsteigt, wünschen. Wenn du bereit bist, beginne deinen Körper zu bewegen, und öffne deine Augen. Nimm den Raum um dich herum wahr, und schau dich um. Erlaube der verankerten Qualität des Herzens, präsent zu sein, während du dich in den Rest deines Tages begibst. Vielleicht möchtest du erkunden, wie du deine mitfühlenden Schwingungen auf deine Beziehungen zu Hause, am Arbeitsplatz und sogar auf Fremde übertragen kannst.

Meditationsanleitung von Jahanavi Schriefer MSc, MA, BScEd, spezialisiert auf das Coaching von Klienten, die mit chronischen Schmerzen leben, und Coaching in Embodied Leadership. Jahanavi hat mehrere Forschungsarbeiten auf dem Gebiet des Mitgefühls und seiner Kraft, unseren Zustand zu verändern, verfasst und ist Gründerin von Kinetic Compassion (→ https://m.facebook.com/kineticcompassion).

Hypnotherapie – lass dein Unterbewusstsein für dich arbeiten

Diplom-Psychologe und Heilpraktiker Thomas Ternes beschreibt in dem Buch von Becherer und Schindler »Endometriose – Ganzheitlich verstehen und behandeln«, wissenschaftliche Studien und klinische Erfahrungen zeigten, dass viele psychische und körperliche Probleme, die im Rahmen einer chronischen Erkrankung wie der Endometriose aufträten, wirkungsvoll mit der Hypnotherapie behandelt beziehungsweise begleitet werden könnten. Dazu zählten neben der positiven Beeinflussung des Schmerzerlebens in Intensität und Dauer die psychosoziale Stressbelastung, Ängste und Depressionen, Müdigkeit und Erschöpfung, Unwohlsein und Übelkeit, auftretende Verdauungsprobleme und Schlafstörungen. Tatsächlich hätte man in der Hypnose hirnphysiologische Veränderungen in bildgebenden Verfahren nachweisen können. Sie verändere die Schmerzverarbeitung und könne sogar zum Löschen des Schmerzgedächtnisses beitragen sowie das Immunsystem stärken.

In der Hypnose wird man auf die Ebene von Bildern und Empfindungen, jenseits der Worte, geführt. Jeder Hypnotherapeut arbeitet dabei ein wenig anders. Ich denke, bei der Hypnosetherapie ist eine sichere Bindung besonders wichtig. Man muss es selbst wollen und sich darauf einlassen. Hypnose hatte mir bisher immer Angst gemacht, da ich damit Kontrollverlust assoziierte. Diese Angst hat mir Tobias Hopfner genommen:

»Jeder Mensch ist pro Tag bis zu 10-mal in Trance, so etwa kurz vorm Einschlafen oder wenn du zum Beispiel sehr konzentriert ein Buch liest. Nachdem jeder Mensch schlafen kann, ist jeder Mensch hypnotisierbar, sofern er oder sie es will. Beim Lesen eines Buches ist man ja auch nicht willenlos. Deine Werte, Ethik und Normen gelten auch in Trance, und du wirst nicht gegen sie handeln.« In Trance fängt das Unterbewusstsein an, Dinge zu verarbeiten. Hopfner leitet die Trance häufig gern mit Atemtechnik ein. Man ist in Ruhe und Entspannung und nicht weggebeamt oder in irgendwelchen Sphären unterwegs.

Wenn man dann im Zustand der Trance ist, stellt er Ja-/Nein-Fragen, und durch Fingerbewegungen, die sogenannte Ideomotorik, kann das Unterbewusstsein antworten. Dieses Zucken kennen viele kurz vor dem Einschlafen, also genau demselben Zustand wie bei der Trance. Die erste Frage ist: »Darfst du heute mit Hypnose arbeiten?« – dann zuckt der Ja- oder Nein-Finger. Die nächste Frage wäre: »Gibt es ein Thema, an dem du heute arbeiten möchtest?« Finger: Ja oder Nein.

Dann kann das Unterbewusstsein beginnen, am Thema zu arbeiten. Wenn man fertig ist, zeigt man es wieder mit dem Finger an. »Da kann alles passieren«, sagt Hopfner. »Manchmal ist es entspannt, manchmal emotional, manchmal wird geweint, manchmal ist es mit Wut verbunden. Es kann durchaus anstrengend sein, schnell gehen oder länger dauern. Es kann aber auch sein, dass man absolut überhaupt nichts erlebt oder fühlt. Das Unterbewusstsein macht es genau so, wie es für einen selbst an diesem Tag und zu diesem Thema gut und richtig ist.«

Die Lösung ist in dir!

Die Lösung käme zu hundert Prozent aus der Patientin selbst, unter Beachtung all ihrer Werte, Ethik und Normen, erklärt mir der Osteopath. Auf diese Weise müsse die Patientin nicht einmal erzählen, worum es bei ihrem Thema geht – weder vorher noch nachher noch währenddessen. Vielleicht weiß sie danach sogar selbst weder Thema noch Lösung, aber ihr Unterbewusstsein weiß es. Somit fühlt sie den Unterschied, ohne ihn zwingend wissen zu müssen. Das Fühlen, mit etwa 98 Prozent Unterbewusstsein, ist viel wichtiger als das Verstehen mit etwa 2 Prozent Bewusstsein. Verstehen, ohne es zu fühlen, bedeutet immer, mit 2 Prozent Bewusstsein kontrollieren zu müssen und somit viel Arbeit.

Hopfners Erfahung nach geht man am Ende nie mit einem schlechten Gefühl aus der Hypnose heraus. »Es ist vielleicht nicht alles fröhlich und leicht, aber man kann dann damit umgehen. Wenn die Dinge zu einem kommen, ist man stark genug. In meinem Verständnis ist dies der behütetste und am wenigsten vom Therapeuten und von Therapeutinnen beeinflusste Therapieansatz, den ich kenne.«

Auch wenn die Patientin nichts mitbekommt, so werden manche unbewussten Themen doch aufgelöst. »Ziel meiner Art der Hypnose ist es, mit einem guten, gelösten Gefühl aus der Sitzung zu gehen. Druck könnte zu Retraumatisierungen führen. Das könnte passieren, wenn ich sagen würde: Schau hin, erzähl es mir, was ist passiert? Sowohl in der Osteopathie als auch in der Hypnose versuchen wir, in die Normalität zu gehen. In der Hypnose wird man nach etwa 20 Minuten parasympathisch, also entstresst. Die Zahl der Lymphozyten steigt, das Level an Stresshormonen sinkt, die Faszien entspannen sich, die Verdauung wird besser, Hormone regulieren sich, Heilung wird angeregt.« Die Hypnotherapie ist also ein sehr schonendes Verfahren, mit dem wir uns mit unserem Unterbewusstsein verbinden und unsere Themen bearbeiten und auflösen können.

FAZIT

Hier wurden nun Methoden beispielhaft vorgestellt, durch die wir uns mit unserem authentischen Selbst verbinden können und unserem Supersystem signalisieren, dass es in Sicherheit ist. Egal, für welche Methode du dich entscheidest, wichtig ist Regelmäßigkeit. Und sei auf diesem Weg gnädig mit dir selbst. Denn es wird immer wieder Rückschläge geben. Auch wenn man eine Weile von diesem Weg abkommen sollte, so war doch alles vorher, was man schon getan hat, nicht umsonst. Es geht nicht um Leistung, sondern um Lernen und Heilen. Unter Druck kann man nicht lernen, unter Selbstverurteilung nicht heilen.

NACHWORT: WOHIN FÜHRT DEINE »LOW ROAD«?

Puh, einmal Durchatmen!

Ich weiß, das war keine einfache Lektüre. Es war auch nicht einfach zu schreiben. Die Wechselwirkungen zwischen Endometriose und geistiger Gesundheit sind komplex und wirken sich in allen Lebensbereichen aus. Viele Fragen sind ungeklärt. Aber eines kann man sagen: Wir Endometriose-Patientinnen sind stark belastet bis hoch traumatisiert. Ich finde, eine traumasensitive Behandlung muss unbedingt Standard werden! Wir müssen uns sicher fühlen, wir müssen gesehen werden, wir müssen vertrauen können – sonst verstärkt es unseren Stress nur noch.

Noch sind die Bedingungen für uns alles andere als ideal. Oft ist das Gegenteil der Fall, dass man uns sogar noch die Schuld für unsere Erkrankung gibt, unserem »Schwierig-Sein« und unserem Frau-Sein – obwohl man selbst ja noch gar nicht die Ursachen für die Erkrankung kennt (eigentlich ganz schön unerhört, oder?!). Das geht nicht spurlos an uns vorbei. Ich hoffe, ich konnte dir hier ein bisschen die Schuldgefühle wieder von der Seele nehmen – denn da gehören sie nicht hin!

Unser Selbstvertrauen ist oft nur noch eine Idee oder Erinnerung an uns selbst. Wir brauchen mehr Unterstützung und Stabilisierung in allen Bereichen. Psychologische Angebote sollten immer zur Verfügung stehen!

Die japanische Tasse

In der Zwischenzeit müssen wir in die Selbstfürsorge, und die ist mehr als ein Vollbad und Latte Macchiato. Ich hoffe, ich konnte es dir näherbringen, warum es wichtig ist, das autonome Nervensystem bei allen Maßnahmen nicht zu vergessen. Und ich hoffe, ich konnte dir ein bisschen Inspiration geben, womit du da starten könntest. Es gibt viele Wege, am Ende ist es nicht die Technik, es ist nicht das Yoga, Somatics oder die Kinesiologie – am Ende bist du es selbst – dein authentisches, mitfühlendes Ich, das dir hilft zu heilen – und glaube mir, es ist da! Begib dich mit dem goldenen Ei auf deine persönliche low road, und du wirst dir all deine Koans beantworten können. ☺

An dem Punkt bin ich jetzt angekommen. Ich habe mich »in Sicherheit« begeben. Ich habe keine Schmerzen mehr. Doch auch ich muss weiter an meinem Trauma arbeiten und integrieren, verschiedene Dinge ausprobieren, nachhaltig ganz werden. Disziplin gehört dazu, aber keine Strenge. Heilung ist nicht linear. Verurteile dich für Rückschritte nicht selbst – vergiss nicht, es sind nicht die Rückschritte, sondern dein Umgang mit dir selbst, was dann den Stress auslöst.

Peter Levine zeigt uns im Seminar zur Somatic Psychology eine japanische Wabi-Sabi-Tasse. In der alten japanischen Tradition ist es eine Teetasse, die man mit Gästen teilt. Manchmal entstanden nach einer Weile Sprünge und Risse in dieser Tasse. Diese Risse wurden dann mit Gold aufgefüllt. Levine sagt: »Und schaut euch an, wie schön diese Tasse nun ist!« Dann sagt er, in über 30 Jahren Traumatherapie habe er erlebt, dass das Aufspüren und Heilen von Wunden bei Menschen mit den tiefsten Rissen sie zu den schönsten Persönlichkeiten gemacht habe.

Ich wünsche dir alles Liebe!
Deine Martina

Quellen

Vorwort

Dr. Iris Orbuch, Amy Stein: Beating Endo. A Patient's Treatment Plan for Endometriosis. Ungekürztes Audiobook, HarperCollins Publishers Limited. 25.06.2019

Endometriose – das Unbegreifliche

Jörg Keckstein (Hrsg.): Endometriose – Die verkannte Frauenkrankheit. Diagnostik und Therapie aus ganzheitlicher Sicht. Berlin, 2019

Camran Nezhat MD, Farr Nezhat MD, Ceana Nezhat MD: Endometriosis: ancient disease, ancient treatments. In: Fertility and Sterility, Volume 98, Issue 6, Supplement, S.1 –62, December 01, 2012
https://www.fertstert.org/article/S0015-0282(12)01955-3/fulltext

UA Ulrich: Wann ist eine Endometriose eine Krankheit? Geburtshilfe Frauenheilkunde. 2016; S. 76 – SEF001, DOI: 10.1055/s-0036-1593319. https://www.thiemeconnect.com/products/ejournals/abstract/10.1055/s-0036-1593319

Prof. DDr. Johannes Huber: Endometriose. http://www.drhuber.at/endometriose/

Philippe Koninckx, Anastasia Ussia, Jörg Keckstein, Arnaud Wattiez, L. Adamyan: Epidemiology of subtle, typical, cystic, and deep endometriosis: a systematic review. Gynecological Surgery. 13. 10.1007/s10397-016-0970-4. 2016
https://www.researchgate.net/publication/306097004_Epidemiology_of_subtle_typical_cystic_and_deep_endometriosis_a_systematic_review

Tamer Seckin MD, Padma Lakshmi: The Doctor will see you now. Ungekürztes Audiobook. Tantor Audio. 31.10.2017

Dr. David Redwine: What is the cure rate following excision of endometriosis?
http://endopaedia.info/prognosis1.html

Dr. David Redwine: Endometriosis: ignorance, politics, and »Sophie's Choice«.
http://endopaedia.info/politics1.html

Shim JY, Laufer MR, Grimstad FW.: Dysmenorrhea and Endometriosis. In: Transgender Adolescents. J Pediatr Adolesc Gynecol. 2020 Oct; 33(5):524-528. doi: 10.1016/j.jpag.2020.06.001. Epub 2020 Jun 11. PMID: 32535219.
https://pubmed.ncbi.nlm.nih.gov/32535219/

Global forum for news and information: Causes.
http://endometriosis.org/endometriosis/causes/

Dr. Iris Orbuch, Amy Stein: Beating Endo. A Patient's Treatment Plan for Endometriosis. Ungekürztes Audiobook, HarperCollins Publishers Limited. 25.06.2019

Ewald Becherer, Adolf E. Schindler (Hrsg.): Endometriose – Ganzheitlich verstehen und behandeln. 3., überarb. Auflg. Kohlhammer, Stuttgart 2017

The Endometriosis Network Canada: Adenomyosis vs. Endometriosis: What You Need To Know. 08.04.2021

https://endometriosisnetwork.com/blog/april-is-adenomyosis-awareness-month

Martina Liel: Interview Dr. Matthew Rosser. 12.04.2020.

https://www.martina-liel.com/2020/04/12/interview-dr-matthew-rosser-de/

Global forum for news and information: Causes. https://endometriosis.org/endometriosis/causes/

Endometriosis Foundation of America: David Redwine, MD – Origin of Endometriosis: Cartoon Science vs Evidence-based Medicine. Medical Conference 2019. https://www.endofound.org/david-redwine-md-origin-of-endometriosis-cartoon-science-vs-evidence-based-medicine

Philippa Bridge-Cook: Why is Endometriosis in Fetuses important? 07.05.2018. https://www.hormonesmatter.com/endometriosis-fetuses-important/

Kate Seear: The Making Of A Modern Epidemic: Endometriosis, Gender And Politics. E-Book. Routledge 2018

Center for Endometriosis Care: Endometriosis: A Complex Disease. https://centerforendo.com/endometriosis-understanding-a-complex-disease/

Patrick Imesch, E. Samartzis, D. Fink: Endometriose – eine epigenetische Erkrankung? 2010, 10.5167/uzh-46154 https://www.researchgate.net/publication/281217713_Endometriose_-_eine_epigenetische_Erkrankung

Dr. David R. Hamilton: I Heart Me – The Science of Self-Love. Hay House, UK 2015

Endometriosis Foundation of America: David Redwine, MD – Origin of Endometriosis: Cartoon Science vs Evidence-based Medicine. Medical Conference 2019. https://www.endofound.org/david-redwine-md-origin-of-endometriosis-cartoon-science-vs-evidence-based-medicine

Mathew Leonardi, Alan Lam, Mauricio S. Abrão, Neil P. Johnson, George Condous: Ignored Because It Is Benign – It Is Time to Treat Endometriosis as if It Were Cancer, Journal of Obstetrics and Gynaecology Canada, Volume 42, Issue 4, 2020 https://doi.org/10.1016/j.jogc.2019.12.014 https://www.sciencedirect.com/science/article/pii/S170121632030013X

Endo an – Licht aus

Silva JBD, Gurian MBF, Nonino CB, Poli-Neto OB, Nogueira AA, Reis FJCD, Silva JR. Analysis of Body Composition and Pain Intensity. In: Women with Chronic Pelvic Pain Secondary to Endometriosis. Rev Bras Ginecol Obstet. 2020 Aug;42(8): S. 486–492. English. doi: 10.1055/s-0040-1713912. Epub 2020 Sep 8. PMID: 32898913. https://pubmed.ncbi.nlm.nih.gov/32898913/

Sylvia Mechsner: Endometrioseschmerzen verstehen – eigentlich ganz einfach und doch so schwer. In: Mit Endometriose leben. Gesundheitliche, psychische und soziale Auswirkungen von Schmerzen. Endometriose-Vereinigung Deutschland e. V September 2017

Dr. Iris Orbuch, Amy Stein: Beating Endo. A Patient's Treatment Plan for Endometriosis. Ungekürztes Audiobook, HarperCollins Publishers Limited. 25.06.2019

Dr. Iris Orbuch: Endometriosis And Interstitial Cystitis (I.C.) http://endometriosis.org/news/research/scientists-are-now-closer-to-understanding-pain-mechanisms-in-endometriosis/

Global forum for news and information: Scientists are now closer to understanding pain mechanisms in endometriosis. http://endometriosis.org/news/research/scientists-are-now-closer-to-understanding-pain-mechanisms-in-endometriosis/

Philippe Koninckx, Anastasia Ussia, Jörg Keckstein, Arnaud Wattiez, L. Adamyan: Epidemiology of subtle, typical, cystic, and deep endometriosis: a systematic review. Gynecological Surgery. 13.10.1007/s10397-016-0970-4. 2016 https://www.researchgate.net/publication/306097004_Epidemiology_of_subtle_typical_cystic_and_deep_endometriosis_a_systematic_review

M. Samimi, M.H. Pourhanifeh, A. Mehdizadehkashi, T. Eftekhar, Z. Asemi: The role of inflammation, oxidative stress, angiogenesis, and apoptosis in the pathophysiology of endometriosis: Basic science and new insights based on gene expression. J Cell Physiol. 2019 Nov; 234 (11): 19384-19392. doi: 10.1002/jcp.28666. Epub 2019 Apr 19. PMID: 31004368. https://pubmed.ncbi.nlm.nih.gov/31004368/

Prof. DDr. Johannes Huber: Endometriose. http://www.drhuber.at/endometriose/

U. Thiruchelvam, M. Wingfield, C. O'Farrelly: Natural Killer Cells: Key Players in Endometriosis. Am J Reprod Immunol. 2015 Oct; 74(4):291-301. doi: 10.1111/aji.12408. Epub 2015 Jun 24. PMID: 26104509. https://onlinelibrary.wiley.com/doi/abs/10.1111/aji.12408

Rodrigo de P. Sepulcri, Vivian F. do Amaral: Depressive symptoms, anxiety, and quality of life in women with pelvic endometriosis. European Journal of Obstetrics & Gynecology and Reproductive Biology, Volume 142, Issue 1, 2009 https://doi.org/10.1016/j.ejogrb.2008.09.003 https://www.sciencedirect.com/science/article/pii/S0301211508003357

Tamer Seckin MD, Padma Lakshmi: The Doctor will see you now. Ungekürztes Audiobook. Tantor Audio. Veröffentlicht: 31.10.2017.

Neurologen und Psychiater im Netz: Was ist eine Depression? https://www.neurologen-und-psychiater-im-netz.org/psychiatrie-psychosomatik-psychotherapie/erkrankungen/depressionen/was-ist-eine-depression/#c393

Antonio Simone Laganà et al.: Anxiety and depression in patients with endometriosis: impact and management challenges. In: International journal of women's health vol. 9 323-330. 16.05.2017, doi:10.2147/IJWH.S119729.
https://www.ncbi.nlm.nih.gov/pmc/articles/PMC5440042/

Edward Bullmore: The Inflamed Mind: A radical new approach to depression. Ebook, Short Books Ltd, 2019.

Beate Kostka M. A.: Entzündung und Depression. Ressort Presse –Stabsstelle des Rektorats Universität Duisburg-Essen. 09.02.2017. Beim Informationsdienst Wissenschaft: https://idw-online.de/de/news667739

Li S, Fu X, Wu T, Yang L, Hu C, Wu R. Role of Interleukin-6 and Its Receptor in Endometriosis. Med Sci Monit. 2017 Aug 5; 23:3801-3807. doi: 10.12659/msm.905226. PMID: 28779573; PMCID: PMC5556658.
https://pubmed.ncbi.nlm.nih.gov/28779573/

Pharmazeutische Zeitung online: Depression: Entzündungen als möglicher Auslöser. 01.02.2018. https://www.pharmazeutische-zeitung.de/ausgabe-01022018/entzuendungen-als-moeglicher-ausloeser/

I. Morán-Sánchez, E. Adoamnei, M. L. Sánchez-Ferrer, M. T. Prieto-Sánchez, J. J. Arense-Gonzalo, V. Casanova-Mompeán, A. Carmona-Barnosi, J. Mendiola, A. M. Torres-Cantero. Is dispositional optimism associated with endometriomas and deep infiltrating endometriosis? J Psychosom Obstet Gynaecol. 2020. Feb 21:1-7. doi: 10.1080/0167482X.2020.1729732. Epub ahead of print. PMID: 32081052. https://pubmed.ncbi.nlm.nih.gov/32081052/

Camran Nezhat MD, Farr Nezhat MD, Ceana Nezhat MD: Endometriosis: ancient disease, ancient treatments. In: Fertility and Sterility Volume 98, Issue 6, Supplement, S1-S62, December 01, 2012.
https://www.fertstert.org/article/S0015-0282(12)01955-3/fulltext.

K. Young, J. Fisher, M. Kirkman: Clinicians' perceptions of women's experiences of endometriosis and of psychosocial care for endometriosis. Aust N Z J Obstet Gynaecol. 2017 Feb; 57(1):87-92. doi: 10.1111/ajo.12571. PMID: 28251627.
https://pubmed.ncbi.nlm.nih.gov/28251627/

Chen SF, Yang YC, Hsu CY, Shen YC: Risk of bipolar disorder in patients with endometriosis: A nationwide population-based cohort study. J Affect Disord. 2020 Jun 1; 270:36-41. doi: 10.1016/j.jad.2020.03.047. Epub 2020 Mar 27. PMID: 32275218. https://pubmed.ncbi.nlm.nih.gov/32275218/

M. I. Husain, R. Strawbridge, P. R. Stokes, A. H. Young: Anti-inflammatory treatments for mood disorders: Systematic review and meta-analysis. J Psychopharmacol. 2017 Sep; 31(9):1137-1148. doi: 10.1177/0269881117725711. Epub 2017 Aug 31. PMID: 28858537. https://pubmed.ncbi.nlm.nih.gov/28858537/

Universitätsklinikum Freiburg: »Feuer im Kopf«: Schwere Psychose durch seltene Ursache. 22.06.2018. https://www.uniklinik-freiburg.de/presse/publikationen/im-fokus/2018/feuer-im-kopf-schwere-psychose-durch-seltene-ursache.html

Anouk Bercht: Psychische Störungen: »Biologisch gesehen gibt es psychiatrische Diagnosen nicht«. Auf spektrum.de, 14.08.2020.
https://www.spektrum.de/news/psychiatrische-diagnosen/1744392

Nancy Petersen: Endometriosis: Psychological Screening. 23.03.2017 https://www.linkedin.com/pulse/endometriosis-psychological-screening-nancy-petersen

M. Montague, R. Wood: Australia, Endometriosis Association (Vic.), & General Practice Evaluation Program (Australia). (1997). Talking with GPs about the diagnosis of endometriosis. South Croydon, Vic: Endometriosis Association

Filho PWLL, Chaves Filho AJM, Vieira CFX, Oliveira TQ, Soares MVR, Jucá PM, Quevedo J, Barichello T, Macedo D, das Chagas Medeiros F.: Peritoneal endometriosis induces time-related depressive- and anxiety-like alterations in female rats: involvement of hippocampal pro-oxidative and BDNF alterations. Metab Brain Dis. 2019 Jun; 34(3):909-925. doi: 10.1007/s11011-019-00397-1. Epub 2019 Feb 23. PMID: 30798429. https://pubmed.ncbi.nlm.nih.gov/30798429/

Gennaro Scutiero et al.: Oxidative Stress and Endometriosis: A Systematic Review of the Literature. Oxidative medicine and cellular longevity vol. 2017 (2017): 7265238. doi:10.1155/2017/7265238
https://www.ncbi.nlm.nih.gov/pmc/articles/PMC5625949/

Tamer Seckin MD: How Did We Get Here & Why Are We »Targeting Inflammation«? Auf endofound.org. 08.03.2019. https://www.endofound.org/tamer-seckin-md-how-did-we-get-here-why-are-we-targeting-inflammation

Stern TV: Verhütung mit Hormonspirale: Verharmloste Nebenwirkungen? Die ganze Reportage. Veröffentlicht 14.06.2018.
https://www.youtube.com/watch?v=yT55gJaM4ZQ

Philippa Bridge-Cook: Endometriosis and Suicide. Auf hormonesmatter.com. 16.04.2016. http://www.hormonesmatter.com/endometriosis-suicide/

Mieke van Aken, Joukje Oosterman, Tineke van Rijn, Magdalena Ferdek, Gé Ruigt, Tamas Kozicz, Didi Braat, Ard Peeters, Annemiek Nap: Hair cortisol and the relationship with chronic pain and quality of life in endometriosis patients. Psychoneuroendocrinology, Volume 89, 2018, https://doi.org/10.1016/j.psyneuen.2018.01.001 https://www.sciencedirect.com/science/article/pii/S0306453017314622

Quiñones M, Urrutia R, Torres-Reverón A, Vincent K, Flores I.: Anxiety, coping skills and hypothalamus-pituitary-adrenal (HPA) axis in patients with endometriosis. J Reprod Biol Health. 2015;3:2. doi: 10.7243/2054-0841-3-2. Epub 2015 Jun 11. PMID: 26900480; PMCID: PMC4755521. https://pubmed.ncbi.nlm.nih.gov/26900480/

Hannibal KE, Bishop MD. Chronic stress, cortisol dysfunction, and pain: a psychoneuroendocrine rationale for stress management in pain rehabilitation. Phys Ther. 2014;94(12):1816-1825. doi:10.2522/ptj.20130597. https://www.ncbi.nlm.nih.gov/pmc/articles/PMC4263906/

Kawakita T, Kato T, Iwasa T, Erdenebayar O, Kadota Y, Kasai K, Yoshida K, Irahara M. Mental stress promotes the proliferation of endometriotic lesions in mice. Cytokine. 2020 Nov; 135:155222. doi: 10.1016/j.cyto.2020.155222. Epub 2020 Aug 6. PMID: 32768923. https://pubmed.ncbi.nlm.nih.gov/32768923/

Ist das ein Symptom, oder kann das weg?

Cole JM, Grogan S, Turley E.: The most lonely condition I can imagine: Psychosocial impacts of endometriosis on women's identity. In: Feminism & Psychology. June 2020. doi:10.1177/0959353520930602. https://journals.sagepub.com/doi/full/10.1177/0959353520930602

Lorraine Culley, Caroline Law, Nicky Hudson, Elaine Denny, Helene Mitchell, Miriam Baumgarten, Nick Raine-Fenning: The social and psychological impact of endometriosis on women's lives: a critical narrative review. Human Reproduction Update, Volume 19, Issue 6, November/Dezember 2013, S. 625–639 https://doi.org/10.1093/humupd/dmt027. https://academic.oup.com/humupd/article/19/6/625/839568

Dr. Jeff Arrington: Why Endometriosis »Treatment« Fails. Auf endowhat.org. 13.02.2020. https://www.endowhat.org/blog/2020/2/13/the-standard-of-care-is-not-sufficient

Nnoaham KE, Hummelshoj L, Webster P, et al.: Impact of endometriosis on quality of life and work productivity: a multicenter study across ten countries. Fertil Steril. 2011; 96(2):366-373.e8. doi:10.1016/j.fertnstert.2011.05.090. https://www.ncbi.nlm.nih.gov/pmc/articles/PMC3679489/

Alderman MH 3rd, Yoder N, Taylor HS: The Systemic Effects of Endometriosis. Semin Reprod Med. 2017 May; 35(3):263-270. doi: 10.1055/s-0037-1603582. Epub 2017 Jun 28. PMID: 28658710. https://pubmed.ncbi.nlm.nih.gov/28658710/

Dr. Alison Hey-Cunningham: The immune system, inflammation and endometriosis. Auf endoactive.org.au. https://endoactive.org.au/free-videos/

Thomas V, Uppoor AS, Pralhad S, Naik DG, Kushtagi P.: Towards a Common Etiopathogenesis: Periodontal Disease and Endometriosis. J Hum Reprod Sci. 2018 Jul-Sep; 11(3):269-273. doi: 10.4103/jhrs.JHRS_8_18. PMID: 30568357; PMCID: PMC6262667. https://pubmed.ncbi.nlm.nih.gov/30568357/

Maitrot-Mantelet L, Hugon-Rodin J, Vatel M, Marcellin L, Santulli P, Chapron C, Plu-Bureau G.: Migraine in relation with endometriosis phenotypes: Results from a French case-control study. Cephalalgia. 2020 May; 40(6):606-613. doi: 10.1177/0333102419893965. Epub 2019 Dec 6. PMID: 31810400. https://pubmed.ncbi.nlm.nih.gov/31810400/

Victoria Horne: Danger! Women Reading! https://forarthistory.org.uk/our-work/conference/2019-annual-conference/danger-women-reading/

Annika Ramin-Wright, Alexandra Sabrina Kohl Schwartz, Kirsten Geraedts, Martina Rauchfuss, Monika Martina Wölfler, Felix Haeberlin, Stephanie von Orelli, Markus Eberhard, Bruno Imthurn, Patrick Imesch, Daniel Fink, Brigitte Leeners: Fatigue – a symptom in endometriosis. Human Reproduction, Volume 33, Issue 8, August 2018, Pages 1459–1465, https://doi.org/10.1093/humrep/dey115

Ishikura IA, Hachul H, Pires GN, Tufik S, Andersen ML: The relationship between insomnia and endometriosis. J Clin Sleep Med. 2020; 16(8):1387–1388. https://jcsm.aasm.org/doi/10.5664/jcsm.8464

Byfield PG, Bird D, Yepez R, Land M, Himsworth RL: Reverse triiodothyronine, thyroid hormone, and thyrotrophin concentrations in placental cord blood. Arch Dis Child. 1978; 53(8):620-624. doi:10.1136/adc.53.8.620. https://www.ncbi.nlm.nih.gov/pmc/articles/PMC1545080/

Rebecca Bohanan: 13 endometriosis symptomy my doctors missed. Auf huffpost.com. 26.04.2016. https://www.huffpost.com/entry/13-endometriosis-symptoms_b_9775518?guccounter=1

Dullo P, Vedi N.: Changes in serum calcium, magnesium and inorganic phosphorus levels during different phases of the menstrual cycle. J Hum Reprod Sci. 2008;1(2):77-80. doi:10.4103/0974-1208.44115. https://www.ncbi.nlm.nih.gov/pmc/articles/PMC2700668/

Gazvani R, Fowler PA, Coyne L, Odds FC, Gow NAR. Does Candida Albicans Play a Role in the Etiology of Endometriosis? Journal of Endometriosis and Pelvic Pain Disorders. 2013; 5(1):2-9. doi:10.5301/JE.2013.10919. https://journals.sagepub.com/doi/abs/10.5301/JE.2013.10919?journalCode=peva#:~:text=A%20high%20incidence%20of%20infection,possibly%20by%20modulating%20cytokine%20production.

Endometriosis UK: Understanding Endometriosis – Information Pack. 2012. https://endometriosis-uk.org/sites/endometriosis-uk.org/files/files/Information/Understanding-endometriosis.pdf

Fidel PL Jr, Cutright J, Steele C.: Effects of reproductive hormones on experimental vaginal candidiasis. In: Infect Immun. 2000; 68(2):651-657. doi:10.1128/iai.68.2.651-657.2000. https://www.ncbi.nlm.nih.gov/pmc/articles/PMC97188/

Dr Iris Orbuch: Endometriosis And Interstitial Cystitis (I.C.). Auf lagyndr.com. https://www.lagyndr.com/endometriosis/endometriosis-and-interstitial-cystitis-i-c/

Marc Possover: Endometriose – Die Gottesanbeterin im Becken. Auf blog.possover.com, 13.02.2021. https://blog.possover.com/de/endometriose-die-gottesanbeterin-im-becken

Außer Betrieb – psychosoziale Aspekte der Endometriose

Facchin F, Buggio L, Dridi D, Vercellini P.: A woman's worth: The psychological impact of beliefs about motherhood, female identity, and infertility on childless women with endometriosis. J Health Psychol. 2019 Jul 12:1359105319863093. doi: 10.1177/1359105319863093. Epub ahead of print. PMID: 31298584. https://pubmed.ncbi.nlm.nih.gov/31298584/

Dami Charf: Warum wir oftmals weder Empathie noch Hilfe bekommen. Auf Youtube.com, 02.10.2020. https://www.youtube.com/watch?v=hA6bHHVxcng

Lorraine Culley, Caroline Law, Nicky Hudson, Elaine Denny, Helene Mitchell, Miriam Baumgarten, Nick Raine-Fenning: The social and psychological impact of endometriosis on women's lives: a critical narrative review. Human Reproduction Update, Volume 19, Issue 6, November/Dezember 2013, S. 625–639, https://doi.org/10.1093/humupd/dmt027. https://academic.oup.com/humupd/article/19/6/625/839568

Harvard Medical School: Fertility & Mental Health – Stress, Depression and Anxiety with Infertility and ist Treatment. Auf womensmentalhealth.org. https://womensmentalhealth.org/specialty-clinics/infertility-and-mental-health/

Facchin F, Buggio L, Dridi D, Vercellini P.: A woman's worth: The psychological impact of beliefs about motherhood, female identity, and infertility on childless women with endometriosis. J Health Psychol. 2019 Jul 12:1359105319863093. doi: 10.1177/1359105319863093. Epub ahead of print. PMID: 31298584. https://pubmed.ncbi.nlm.nih.gov/31298584/

Parenting with Endometriosis. Auf drseckin.com. https://www.drseckin.com/blog/parenting-with-endometriosis

Ahmed M. Soliman, Eric Surrey, Machaon Bonafede, James K. Nelson, Jane Castelli-Haley. Real-World Evaluation of Direct and Indirect Economic Burden Among Endometriosis Patients in the United States. Advances in Therapy 35:3, 408-423. Online publication date: 15-Feb-2018. https://www.jmcp.org/doi/citedby/10.18553/jmcp.2017.23.7.745

Burden among partner caregivers of patients diagnosed with localized prostate cancer within 1 year after diagnosis: An economic perspective – Scientific Figure on ResearchGate. Available from: https://www.researchgate.net/figure/Time-spent-on-caregiving-and-household-chores-and-lost-work-time-among-partner-caregivers_tbl4_255975377 [accessed 23 Feb, 2021]. https://www.researchgate.net/figure/Time-spent-on-caregiving-and-household-chores-and-lost-work-time-among-partner-caregivers_tbl4_255975377

Ashleigh Webber: One in six endometriosis sufferers gives up work. Auf personneltoday.com, 21.03.2019. https://www.personneltoday.com/hr/one-in-six-endometriosis-sufferers-give-up-work/

Jhumka Gupta, Contributor: Endometriosis Is a Social Justice Issue. Auf huffpost.com, 21.12.2014. https://www.huffpost.com/entry/endometriosis-is-a-social_b_5986690

Ahmed M. Soliman, Hongbo Yang, Ella Xiaoyan Du, Caroline Kelley, Craig Winkel: The direct and indirect costs associated with endometriosis: a systematic literature review. Human Reproduction, Volume 31, Issue 4, April 2016, Pages 712–722, https://doi.org/10.1093/humrep/dev335. https://academic.oup.com/humrep/article/31/4/712/2379946

Damenqual

Gloria Lau, Dr Mary Jacobson: Bad Medicine – The healthcare system thinks helping women is bad for business. Auf qz.com, 10.01.2020. https://qz.com/1781973/how-the-healthcare-system-works-against-women/

Caroline Criado Perez: Invisible Women: Exposing Data Bias in a World Designed for Men. Vintage; 1st edition, 05.03.2020.

Nancy Petersen: Endometriosis: Its emotional impact and causative factors. Auf nancysnookendo.com, 01.10.2020.

https://nancysnookendo.com/endometriosis-its-emotional-impact-and-causative-factors/
Sabina Brennan: Medical gaslighting: The women not listened to or viewed as over-dramatising or catastrophising. Medical gaslighting more likely to happen to women than men. Auf irishtimes.com, 28.10.2020. https://www.irishtimes.com/life-and-style/health-family/medical-gaslighting-the-women-not-listened-to-or-viewed-as-overdramatising-or-catastrophising-1.4386203
Joe Fassler: How Doctors Take Women's Pain Less Seriously. Auf theatlantic.com, 15.10.2015. https://www.theatlantic.com/health/archive/2015/10/emergency-room-wait-times-sexism/410515/
Casey Berna: Some Wounds Don't Heal: Medical Trauma and the Impact on People with Endometriosis. 12.10.2019 auf theendometriosissummit.com. https://www.theendometriosissummit.com/blog/some-wounds-dont-heal-medical-trauma-and-the-impact-on-people-with-endometriosis
Hoffmann, Diane E. and Tarzian, Anita J., The Girl Who Cried Pain: A Bias Against Women in the Treatment of Pain. 2001. Available at SSRN: https://ssrn.com/abstract=383803 or http://dx.doi.org/10.2139/ssrn.383803. https://papers.ssrn.com/sol3/papers.cfm?abstract_id=383803
Kate Seear: The Making Of A Modern Epidemic: Endometriosis, Gender And Politics. E-Book. Routledge 2018
Kundu S, Wildgrube J, Schippert C, Hillemanns P, Brandes I.: Supporting and Inhibiting Factors When Coping with Endometriosis From the Patients' Perspective. In: Geburtshilfe Frauenheilkd. Mai 2015, 75(5): S. 462–469. doi: 10.1055/s-0035-1546052. PMID: 26097250; PMCID: PMC4461676. https://pubmed.ncbi.nlm.nih.gov/26097250/
Young K, Fisher J, Kirkman M. Partners instead of patients: Women negotiating power and knowledge within medical encounters for endometriosis. In: Feminism & Psychology. 2020; 30(1):22-41. doi:10.1177/0959353519826170. https://journals.sagepub.com/doi/abs/10.1177/0959353519826170#articleCitationDownloadContainer
As-Sanie S, Black R, Giudice LC, Gray Valbrun T, Gupta J, Jones B, Laufer MR, Milspaw AT, Missmer SA, Norman A, Taylor RN, Wallace K, Williams Z, Yong PJ, Nebel RA: Assessing research gaps and unmet needs in endometriosis. Am J Obstet Gynecol. 2019 Aug;221(2):86-94. doi: 10.1016/j.ajog.2019.02.033. Epub 2019 Feb 18. PMID: 30790565. https://pubmed.ncbi.nlm.nih.gov/30790565/

Heute nicht, Schatz! – Endometriose, Sex und Beziehung

Lone Hummelshøj on endofound.com, 29.03.2019. https://www.endofound.org/Lone-Hummelshj

DR. Marta Meana: Why Surgery is not or may not be enough. Auf endofound.org, 29.03.2011. https://www.endofound.org/Marta-Meana-PhD

Lorraine Culley, Caroline Law, Nicky Hudson, Elaine Denny, Helene Mitchell, Miriam Baumgarten, Nick Raine-Fenning: The social and psychological impact of endometriosis on women's lives: a critical narrative review. Human Reproduction Update, Volume 19, Issue 6, November/Dezember 2013, S. 625–639. https://doi.org/10.1093/humupd/dmt027. https://academic.oup.com/humupd/article/19/6/625/839568

Valerie Bernays, Alexandra Kohl Schwartz, Kirsten Geraedts, Martina Rauchfuss, Monika Maria Wolfler, Felix Haeberlin, Stephanie von Orelli, Markus Eberhard, Bruno Imthurn, Daniel Fink, Patrick Imesch, Brigitte Leeners: Qualitative and quantitative aspects of sex life in the context of endometriosis: a multicentre case control study. Reproductive BioMedicine Online (2019), doi: https://doi.org/10.1016/j.rbmo.2019.10.015. https://boris.unibe.ch/136506/1/doi10.1016j.rbmo201910.015.pdf

Lone Hummeshoj: Family and partners of those with endometriosis. Auf: endometriosis.org. http://endometriosis.org/resources/articles/family-and-partners/

F. Facchin, G. Barbara, D. Dridi, D. Alberico, L. Buggio, E. Somigliana, E. Saita, P. Vercellini: Mental health in women with endometriosis: searching for predictors of psychological distress. Human Reproduction, Volume 32, Issue 9, September 2017, Pages 1855–1861, https://doi.org/10.1093/humrep/dex249

Hämmerli S, Kohl Schwartz AS, Geraedts K, Imesch P, Rauchfuss M, Wölfler MM, Haeberlin F, von Orelli S, Eberhard M, Imthurn B, Leeners B.: Endometriosis Affect Sexual Activity and Satisfaction of the Man Partner? A Comparison of Partners From Women Diagnosed With Endometriosis and Controls. J Sex Med. 2018 Jun; 15(6): S. 853–865. doi: 10.1016/j.jsxm.2018.03.087. Epub 2018 Apr 26. PMID: 29706579 https://linkinghub.elsevier.com/retrieve/pii/S1743-6095(18)30271-6

Hämmerli S, Kohl-Schwartz A, Imesch P, Rauchfuss M, Wölfler MM, Häberlin F, von Orelli S, Leeners B.: Sexual Satisfaction and Frequency of Orgasm in Women With Chronic Pelvic Pain due to Endometriosis. J Sex Med. 2020 Dec;17(12):2417-2426. doi: 10.1016/j.jsxm.2020.09.001. Epub 2020 Oct 5. PMID: 33032958. https://linkinghub.elsevier.com/retrieve/pii/S1743-6095(20)30920-6

Moradi M, Parker M, Sneddon A, Lopez V, Ellwood D: Impact of endometriosis on women's lives: a qualitative study. BMC Womens Health. 2014; 14:123. Published

2014 Oct 4. doi:10.1186/1472-6874-14-123.
https://www.ncbi.nlm.nih.gov/pmc/articles/PMC4287196/

Nicola Pluchino, Jean-Marie Wenger, Patrick Petignat, Reshef Tal, Mylene Bolmont, Hugh S. Taylor, Francesco Bianchi-Demicheli: Sexual function in endometriosis patients and their partners: effect of the disease and consequences of treatment. Human Reproduction Update, Volume 22, Issue 6, 20 November 2016, Pages 762–774, https://doi.org/10.1093/humupd/dmw031

De Graaff AA, Van Lankveld J, Smits LJ, Van Beek JJ, Dunselman GA: Dyspareunia and depressive symptoms are associated with impaired sexual functioning in women with endometriosis, whereas sexual functioning in their male partners is not affected. Hum Reprod. 2016 Nov;31(11):2577-2586. doi: 10.1093/humrep/dew215. Epub 2016 Sep 12. PMID: 27619771.
https://academic.oup.com/humrep/article/31/11/2577/2274319

Sexual Function. Auf https://en.wikipedia.org/wiki/Sexual_function

Zarbo C, Brugnera A, Compare A, Secomandi R, Candeloro I, Malandrino C, Betto E, Trezzi G, Rabboni M, Bondi E, Frigerio L.: Negative metacognitive beliefs predict sexual distress over and above pain in women with endometriosis. Arch Womens Ment Health. 2019 Oct;22(5):575-582. doi: 10.1007/s00737-018-0928-9. Epub 2018 Nov 16. PMID: 30446830.
https://pubmed.ncbi.nlm.nih.gov/30446830/

Buggio L, Barbara G, Facchin F, Frattaruolo MP, Aimi G, Berlanda N.: Self-management and psychological-sexological interventions in patients with endometriosis: strategies, outcomes, and integration into clinical care. Int J Womens Health. 2017; 9:281-293. Published 2017 May 2. doi:10.2147/IJWH.S119724.
https://www.ncbi.nlm.nih.gov/pmc/articles/PMC5422563/

Lara Parker: What it's like to date when you can't have sex. Auf buzzfeednews.com, 15.11.2015. https://www.buzzfeednews.com/article/laraparker/what-its-like-to-date-when-you-cant-have-sex#.yudYNrjoWN

Wise NJ, Frangos E, Komisaruk BR: Activation of sensory cortex by imagined genital stimulation: an fMRI analysis. Socioaffect Neurosci Psychol. 2016; 6:31481. Published 2016 Oct 25. doi:10.3402/snp.v6.31481.
https://www.ncbi.nlm.nih.gov/pmc/articles/PMC5084724/

Die Psyche mitbehandeln

Deutsches Ärzteblatt: PTBS: Psychotherapie lindert traumabedingte DNA-Schäden. 04.11.2014, auf: www.aerzteblatt.de. https://www.aerzteblatt.de/nachrichten/60726/PTBS-Psychotherapie-lindert-traumabedingte-DNA-Schaeden

Dr. Paula Watkins and Syl Freedman: Psychology, mindfulness and living with endo. https://endoactive.org.au/free-videos/

Kasthuri Nair: A Combination Treatment of Psychotherapy With Somatosensory Stimulation for Pain Reduction. 15.11.2017 auf: endonews.con. https://www.endonews.com/a-combination-treatment-of-psychotherapy-with-somatosensory-stimulation-for-pain-reduction

Jana Hauschild: Niemand nimmt ungestraft Hormone ein. Auf spektrum.de, 18.12.2020. https://www.spektrum.de/news/was-den-hormonhaushalt-beeinflusst/1784171?utm_term=Autofeed&utm_medium=Social&utm_source=Facebook&fbclid=IwAR04D2ZdtVijrZrIU7YMOKQOuTIKdfi74xCCo-Ikeo-MM7c-ZFUtCocz1NU#Echobox=1608298712

Karina Friggi Sebe Petrelluzzi, Marcia Carvalho Garcia, Carlos Alberto Petta, Daniel Araki Ribeiro, Nancy Ramacciotti de Oliveira Monteiro, Isabel Cristina Céspedes, Regina Celia Spadari: Physical therapy and psychological intervention normalize cortisol levels and improve vitality in women with endometriosis. Journal of Psychosomatic Obstetrics & Gynecology, 33:4, S. 191–198, 2012. doi: 10.3109/0167482X.2012.729625. https://www.tandfonline.com/doi/citedby/10.3109/0167482X.2012.729625?scroll=top&needAccess=true

Beissner F, Preibisch C, Schweizer-Arau A, Popovici RM, Meissner K.: Psychotherapy With Somatosensory Stimulation for Endometriosis-Associated Pain. S. 734–742. doi: 10.1016/j.biopsych.2017.01.006. Epub 2017 Jan 16. PMID: 28258747. https://pubmed.ncbi.nlm.nih.gov/28258747/

Laura Payne: Mental Health & Coping with Pain. Endometriosis Foundation of America, Virtual Patient Conference, October 16-18, 2020. https://www.endofound.org/mental-health-coping-with-pain-dr.-laura-payne

Cavaggioni, G., Lia, C., Resta, S., Antonielli, T., Panici, P. B., Megiorni, F. et al.: Are Mood and Anxiety Disorders and Alexithymia Associated with Endometriosis? A Preliminary Study. BioMed Research International, 14, S. 1–5, 2014. https://pubmed.ncbi.nlm.nih.gov/25045701/
Long Version: https://www.ncbi.nlm.nih.gov/pmc/articles/PMC4090426/

SWR2 IMPULS von Claudia Wiggenbröker. Online: Ulrike Barwanietz, Ralf Köbel: Maskenhafte Emotionen – Die Ursachen für Gefühlsblindheit. Auf swr.de, 17.01.2018. https://www.swr.de/wissen/article-swr-20076.html#:~:text=Eine%20Ursache%20f%C3%BCr%20Gef%C3%BChlsblindheit%20liegt%20in%20der%20Kindheit&text=Ihre%20Eltern%20haben%20auf%20ihre,Eintrittspforte%20in%20eine%20Alexithymie%20sein.

Susan Krauss Whitbourne: The Most Important Personality Trait You've Never Heard Of There's a good reason for the latest revival of this classic personality trait. Auf psychologytoday.com, 14.08.2018. https://www.psychologytoday.com/intl/blog/fulfillment-any-age/201808/the-most-important-personality-trait-you-ve-never-heard

Melis, Irene & Agus, Mirian & Pluchino, Nicola & Di Spiezio Sardo, Attilio & Litta, Pietro & Melis, Gian & Angioni, Stefano: Alexithymia in women with deep endometriosis? A pilot study. Journal of Endometriosis. 6. S. 26–33, 2014 10.5301/je.5000172. https://www.researchgate.net/publication/273777572_Alexithymia_in_women_with_deep_endometriosis_A_pilot_study

Zeit des Erwachens – Endometriose und Trauma

Wang Z, Caughron B, Young MRI.: Posttraumatic Stress Disorder: An Immunological Disorder? Front Psychiatry. 2017;8:222. Published 2017 Nov 6., doi:10.3389/fpsyt.2017.00222. https://www.ncbi.nlm.nih.gov/pmc/articles/PMC5681483/

Bessel van der Kolk: The Body Keeps the Score: Mind, Brain and Body in the Transformation of Trauma. Penguin 2015

Gabor Matè: When the Body Says No: The Cost of Hidden Stress. Vermilion 2019

Miller MW, Sadeh N.: Traumatic stress, oxidative stress and post-traumatic stress disorder: neurodegeneration and the accelerated-aging hypothesis. Mol Psychiatry. 2014;19(11):1156-1162. doi:10.1038/mp.2014.111. https://www.ncbi.nlm.nih.gov/pmc/articles/PMC4211971/

Liebermann C, Kohl Schwartz AS, Charpidou T, Geraedts K, Rauchfuss M, Wölfler M, von Orelli S, Häberlin F, Eberhard M, Imesch P, Imthurn B, Leeners B.: Maltreatment during childhood: a risk factor for the development of endometriosis? Hum Reprod. 2018 Aug 1;33(8):1449-1458. doi: 10.1093/humrep/dey111. PMID: 29947745. https://academic.oup.com/humrep/article/33/8/1449/5040618

Harris HR, Wieser F, Vitonis AF, Rich-Edwards J, Boynton-Jarrett R, Bertone-Johnson ER, Missmer SA: Early life abuse and risk of endometriosis. Hum Reprod. 2018 Sep 1;33(9):1657-1668. doi: 10.1093/humrep/dey248. PMID: 30016439; PMCID: PMC6112577. https://pubmed.ncbi.nlm.nih.gov/30016439/

Human Window: The Causes of Endometriosis and Fibromyalgia with Dr Gabor Maté. Auf YouTube am 20.06.2019. https://www.youtube.com/watch?v=PjXvt6csLwo

Veronique Mead: The Cell Danger Response: The New Disease Paradigm (100 Chronic Illnesses such as Diabetes, ME/CFS, Autoimmune Diseases and more). https://chronicillnesstraumastudies.com/. https://chronicillnesstraumastudies.com/cell-danger-response-disease/

Long Q, Liu X, Guo SW: Early maternal separation accelerates the progression of endometriosis in adult mice. Reprod Biol Endocrinol. 2020 Jun 12; 18(1):63. doi: 10.1186/s12958-020-00600-4. PMID: 32532293; PMCID: PMC7291455. https://pubmed.ncbi.nlm.nih.gov/32532293/

Witek Janusek L, Tell D, Albuquerque K, Mathews HL.: Childhood adversity increases vulnerability for behavioral symptoms and immune dysregulation in women with breast cancer. Brain, Behavior, and Immunity. 2013, 30 Suppl: S. 149–162. doi: 10.1016/j.bbi.2012.05.014. https://europepmc.org/article/med/22659062

Creating Family: Childhood Abuse Can Cause Endometriosis & Unexplained Infertility. https://creatingafamily.org/infertility-category/long-shadow-child-abusereproductive-disorders-life/

Jacobs MB, Boynton-Jarrett RD, Harville EW.: Adverse childhood event experiences, fertility difficulties and menstrual cycle characteristics. J Psychosom Obstet Gynaecol. 2015; 36(2):46-57. doi:10.3109/0167482X.2015.1026892. https://www.ncbi.nlm.nih.gov/pmc/articles/PMC4854288/

Mary-Anne Kate: Dissociative disorders are nearly as common as depression. So why haven't we heard about them? https://theconversation.com/, Juli 2019. https://theconversation.com/dissociative-disorders-are-nearly-as-common-as-depression-so-why-havent-we-heard-about-them-116731

Kate, Mary-Anne & Hopwood, Tanya & Jamieson, Graham: The prevalence of Dissociative Disorders and dissociative experiences in college populations: a meta-analysis of 98 studies (Author Accepted Copy). 2019 https://www.researchgate.net/publication/334625332_The_prevalence_of_Dissociative_Disorders_and_dissociative_experiences_in_college_populations_a_meta-analysis_of_98_studies_Author_Accepted_Copy

Brenhouse H.C., Danese A., Grassi-Oliveira R.: Neuroimmune Impacts of Early-Life Stress on Development and Psychopathology. In: Coolen L., Grattan D. (eds) Neuroendocrine Regulation of Behavior. Current Topics in Behavioral Neurosciences, vol 43. Springer, Cham. 2018 https://doi.org/10.1007/7854_2018_53. https://link.springer.com/chapter/10.1007%2F7854_2018_53#citeas

Natalia M. Garcia, Rosemary S. Walker, Lori A. Zoellner: Estrogen, progesterone, and the menstrual cycle: A systematic review of fear learning, intrusive memories, and PTSD. Clinical Psychology Review, Volume 66, 2018, https://doi.org/10.1016/j.cpr.2018.06.005. https://www.sciencedirect.com/science/article/pii/S0272735817303264

Vom Überleben ins Leben

Bessel van der Kolk: The Body Keeps the Score: Mind, Brain and Body in the Transformation of Trauma. Penguin 2015

Gabor Matè: When the Body Says No: The Cost of Hidden Stress. Vermilion 2019

Ewald Becherer, Adolf E. Schindler (Hrsg.): Endometriose – Ganzheitlich verstehen und behandeln. 3. überarb. Auflage. Kohlhammer, Stuttgart 2017

Veronique Mead: Chronic Illness Trauma Studies. https://chronicillnesstraumastudies.com/

Dr. Andrew Cook: Endo Thrive Tribe. https://www.endothrive.com/

Dr. Arielle Schwartz: Natural Vagus Nerve Stimulation. https://drarielleschwartz.com/, Juli 2015. https://drarielleschwartz.com/natural-vagus-nerve-stimulation-dr-arielle-schwartz/#.YV2ILhDMKIM

Thomas Hanna: Beweglich sein – ein Leben lang: Die heilsame Wirkung körperlicher Bewusstheit. Mit Übungsprogramm. Überarbeitete Neuausgabe, Kösel Verlag, 2016